Diagnose Sauerstoffmangel

Diagnose Sauerstoffmangel

Vorbeugen ist leichter als Heilen

Fritz Werner

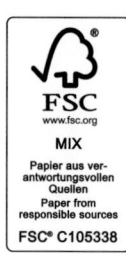

Bibliografische Information der Deutschen Nationalbibliothek
Die Deutsche Nationalbibliothek verzeichnet diese Publikation
in der Deutschen Nationalbibliografie; detaillierte bibliografische
Daten sind im Internet über http://dnb.d-nb.de abrufbar.

© 2010 Fritz Werner
3., überarbeitete Auflage
Satz, Herstellung und Verlag:
Books on Demand GmbH, Norderstedt
ISBN 978-3-8482-3397-7

1. Kapitel

Im Mai 2008 feierte ich meinen 65. Geburtstag und wurde vom Gesetzgeber offiziell der Kategorie Rentner zugeordnet. Das ist noch kein besonderes Ereignis, weil das sehr viele Menschen erleben. Ich konnte aber gleichzeitig ein anderes Ereignis tatsächlich feiern, das nur sehr wenige Menschen erleben, bis zu meinem 65. Geburtstag war ich nicht einen Tag krank. Diese langjährige gute Gesundheit verdanke ich aber nicht irgendwelchen besonderen Genen, sondern einer täglichen Gesundheitsvorsorge, die seit vielen Jahren genauso zu meinem Tagesablauf gehört wie Essen und Trinken. Inzwischen schreiben wir das Jahr 2010 und ich war immer noch nicht krank.

Viele werden jetzt denken, oh mein Gott, schon wieder ein Buch über Gesundheit, als gäbe es davon nicht schon mehr als genug. Im Internet-Versandhandel AMAZON wurden im Juli 2010 ca. 70.000 Bücher angeboten, die Empfehlungen zur Gesundheitsvorsorge geben. Trotzdem kann man dieses Buch als einmalig bezeichnen, denn ich bin der einzige Autor, der seine Empfehlungen zur Gesundheitsvorsorge viele Jahre vorher selbst durchgeführt hat, und zwar mit einem im wahrsten Sinne des Wortes »unglaublichen« Erfolg, den ich selbst nicht erwarten konnte.

Wenn ich anderen Menschen erzähle, dass ich niemals krank war, können viele das nicht glauben, oder man gratuliert mir zu meinem großen Glück bzw. zu meinen guten Genen. Für das Glück muss ich mich bei meinem Schöpfer und für die guten Gene bei meinen Eltern bedanken. Nicht einer hat jemals gefragt, ob ich selbst etwas dafür getan habe.

Zu den »guten Genen« von meinen Eltern muss ich leider sagen, mein ältester Bruder ist bereits im Alter von 64 Jahren an Herz-Kreislauf-Versagen gestorben, und die drei anderen Brüder haben Krankheiten, Beschwerden und Gebrechen wie viele in ihrem Alter, einer hat sogar zwei Bypässe. Alle kennen zwar seit vielen Jahren meine Gesundheitsvorsorge, doch lange Zeit haben sie mich als Spinner abgetan. Erst in den letzten Jahren nehmen sie mich ernst und befolgen auch meine Ratschläge, irgendwann haben sie erkannt, dass ich im Gegensatz zu ihnen gesund und frei von Beschwerden bin und nie ärztliche Hilfe in Anspruch nehmen musste, doch für meinen ältesten Bruder kam die Einsicht leider zu spät.

Andere Menschen, die mich auch für einen Spinner halten, sagen mir sogar, dass sie nicht glauben, was ich sage. Ein langjähriger Bekannter, von Beruf leitender Mitarbeiter bei einer großen gesetzlichen Krankenversicherung, sagte mir sogar, dass er weder Zeit noch Lust hat, sich den Unsinn länger anzuhören, er würde mir erst glauben, wenn ich ihm eine schriftliche Bestätigung meiner Krankenversicherung vorlege, dass ich niemals Leistungen in Anspruch genommen habe, und er sagte noch: »Das können die mit einem Klick am Computer sehen.« Er freute sich schon, dass er mich »überführt« hatte, denn er war sicher, dass ich ihm diese Bestätigung nicht vorlegen kann.

Ich habe meine Krankenversicherung telefonisch um diese Bestätigung gebeten. Der Mitarbeiter am Telefon wollte es zuerst auch nicht glauben, doch als er den Computer gefragt hatte, sagte er: »Sie sind der Einzige von mehreren Millionen Versicherten, der so viele Jahre keine Leistung in Anspruch genommen hat.« Hier ist der Text des Schreibens, das Original habe ich sorgfältig aufbewahrt:

Vielen Dank für Ihre Anfrage.

Hiermit bestätigen wir Ihnen, dass Ihr Vertrag ab Beginn 01.01.1975 leistungsfrei ist.

Für weitere Auskünfte stehen wir Ihnen auch gerne telefonisch zur Verfügung.

Mit freundlichen Grüßen
Unterschrift
(Abteilung Leistungsservice)

Ich hatte 1975 wegen beruflicher Veränderungen die Krankenversicherung gewechselt, bei der ich auch heute noch versichert bin.

Mit diesem Schreiben konnte ich auch die Zweifel des ungläubigen Bekannten ausräumen, und jetzt hatte er alle Zeit der Welt und wollte alles über meine Gesundheitsvorsorge wissen. Heute bin ich ihm sogar sehr dankbar für seine Zweifel und vor allem für seinen Vorschlag, schließlich hat er mich auf eine sehr gute Idee gebracht, auf die ich selbst vielleicht nicht gekommen wäre. Jetzt hatte ich den eindeutigen Beweis für den Erfolg meiner Gesundheitsvorsorge in Händen, und der hat mich letztendlich sogar motiviert, dieses Buch zu schreiben, wahrscheinlich hätte ich es sonst nicht geschrieben. Warum sollte ich auch ein Buch schreiben, wenn ich genau weiß, dass die Leser nicht glauben, was ich schreibe, und mich für einen Spinner halten.

Ich habe dann auch noch meinen ersten medizinischen Generalcheck durchführen lassen, mit EKG, Blutdruckmessung, Blutanalyse usw. Der Blutdruck lag bei 120:80, die EKG-Daten waren auch sehr gut, das konnte der Arzt sofort feststellen und ich hatte auch nichts anderes erwartet. Zwei Wochen später lag auch der Laborbefund mit einem Dutzend verschiedener Blutwerte vor, und dieses Ergebnis hat mich doch ein wenig überrascht. Bei jedem Wert sagte der Arzt:»In Ordnung, in Ordnung, in Ordnung, in Ordnung.« Nicht einmal hat er gesagt: »Der Wert könnte besser sein«, und am Schluss sagte er nur: »Dazu kann ich Ihnen gratulieren.«

Auch meine Mutter hatte mich immer wieder bedrängt: »Du musst dich unbedingt untersuchen lassen, vielleicht hast du doch irgendeine Krankheit und du weißt nur nichts davon.« Man sagt schließlich, dass die moderne Diagnostik zumindest eins erreicht hat, heute weiß jeder Mensch, dass er krank ist. Aber nicht nur wegen der Sorgen meiner Mutter, vor allem wegen der Veröffentlichung dieses Buches wollte ich wissen, ob ich wirklich gesund bin und auch keine heimlichen Krankheiten habe, und die Gewissheit hatte ich jetzt auch.

Nicht nur in weiten Kreisen der Bevölkerung, auch in medizinischen Kreisen scheint vollkommen unbekannt zu sein, dass jeder selbst Gesundheitsvorsorge betreiben kann, und sogar sehr erfolgreich. Alle sind der Meinung, dass man für Gesundheit entweder Glück oder gute Gene braucht, dass Krankheit ein unabwendbares Schicksal ist, und vor Schicksalsschlägen ist bekanntlich kein Mensch gefeit. Diese Meinung wird von Ärzten sogar vor Millionen Fernsehzuschauern vertreten, im November 2008 saß ein Arzt, ich habe sogar den Namen behalten, in einer TV-Talkshow und sagte u. a.: »Herzinfarkt ist Schicksal.« In einem TV-Gesundheitsmagazin wurde ein Arzt gefragt, ob man sich vor Schlaganfall schützen kann, und er antwortete: »Jeder Mensch kann vom Schlaganfall getroffen werden, davor kann sich keiner schützen.«

Man sprach eine Stunde über medizinische Maßnahmen nach einem Schlaganfall, dazu wurden sogar Zeichentrickfilme mit neuesten medizinischen Errungenschaften gezeigt, mit denen man Schlaganfallopfer vor dem Tod retten kann, doch kein Wort wurde darüber verloren, ob man einen Schlaganfall auch verhindern kann. Darum sage ich es noch mal, Gesundheit hat mit Glück nichts zu tun, und Krankheit ist kein unabwendbares Schicksal. Ich bin sogar sicher, ohne meine Vorsorge hätte ich sämtliche Krankheiten und Gebrechen, die Menschen in meinem Alter haben können, vielleicht hätte ich auch schon neben meinem Bruder auf dem Friedhof die ewige Ruhe gefunden.

Gesundheitsvorsorge hat auch mit Bildung nichts zu tun, mein verstorbener Bruder war bester Abiturient des Jahrgangs, und beruflich war er zuletzt Dozent an einer Universität, doch aus gesundheitlichen Gründen musste er schon frühzeitig in den Ruhestand treten und verstarb mit 64 Jahren. Ich selbst habe einen Realschulabschluss mit Notendurchschnitt 4, nach dem Motto »Die 4 ist die 2 des kleinen Mannes«, und die reichte zu jener Zeit aus, um sich jeden Berufswunsch zu erfüllen, und auch mit 67 Jahren denke ich noch lange nicht daran, mich zur Ruhe zu setzen, und schon gar nicht an mein Ende.

Inzwischen beschäftige ich mich seit vielen Jahren mit Gesundheitsvorsorge. Anfangs suchte ich aus gegebenem Anlass Informationen über die Ursachen eines Schlaganfalls, trotz moderner Medizin werden immer jüngere Menschen davon betroffen, und jeder zweite Schlaganfallpatient ist noch im berufsfähigen Alter. Kürzlich musste ich sogar lesen, auch Kinder und Jugendliche werden schon vom Schlaganfall getroffen.

Bei diesen Recherchen habe ich eine Erkenntnis gewonnen, die eine fundamentale Bedeutung für die Gesundheit aller Menschen hat, über die jedoch kein Mensch spricht.

Sauerstoff ist der wichtigste Nährstoff für jede der 50 Billionen Zellen unseres Körpers. Die wichtigste Voraussetzung für Gesundheit ist deshalb ein gut funktionierender Blutkreislauf, der zu jeder Zeit sauerstoffgesättigtes Blut zu jeder Zelle unseres Körpers transportiert. Sauerstoff steht auch für jeden Menschen in ausreichender Menge und völlig kostenlos zur Verfügung.

Trotzdem lautet die Diagnose bei allen Schlaganfallpatienten

Sauerstoffmangel.

Aus dieser Erkenntnis kann jeder die Konsequenz ziehen, wenn man sich vor einem Schlaganfall schützen will, muss man nur dafür Sorge tragen, dass die Versorgung des Gehirns mit Sauerstoff nicht gestört wird, und dazu ist auch jeder in der Lage, und wenn man weiß, wie es geht, ist es ganz einfach. Auch Kolumbus sagte zu seinem berühmten Trick mit dem Ei: »Wenn man nicht weiß, wie es geht, scheint es unmöglich, doch wenn man weiß, wie es geht, ist es ganz einfach.« Seit 500 Jahren spricht man vom »Ei des Kolumbus«, wenn jemand eine einfache Lösung für ein scheinbar unlösbares Problem findet. Was die Sauerstoffversorgung meiner Zellen betrifft, habe ich das Ei des Kolumbus gefunden.

Als ich mit der Pflege meiner Sauerstoffversorgung begann, hatte ich von dem im wahrsten Sinne des Wortes »unglaublichen« Erfolg nicht einmal geträumt, ich wollte mich vor einem frühen Schlaganfall schützen, der damals noch Gehirnschlag genannt wurde. Dass diese Vorsorge mich bis ins hohe Alter nicht nur vor Schlaganfall, sondern auch vor jeder anderen Krankheit bewahrt, das hatte ich dabei gar nicht eingeplant. Heute weiß ich aber, Sauerstoffmangel ist die Ursache für die Mehrzahl aller Krankheiten, nur sind die Folgen beim Schlaganfall »schlagartig« erkennbar und immer dramatisch, oftmals sogar tödlich.

Jetzt werden viele Leser denken, was so preiswert ist, dass es sich jeder leisten kann, und dazu noch so einfach in der Handhabung, dass es jeder selbst durchführen kann, das kann unmöglich gut sein. Meine Oma sagte schon: »Was nix kostet, ist auch nix«, und außerdem weiß jeder, alles, was mit Medizin und Heilung zu tun hat, ist sehr kompliziert und auch sehr teuer. Man spricht sogar von Apothekerpreisen, wenn etwas besonders teuer ist. Heute wird im Zusammenhang mit Medizin und Heilung nur noch über Geld geredet, und dann kommt einer daher und spricht von geringen Kosten und minimalem Aufwand für erfolgreiche Gesundheitsvorsorge, wie kann das zusammenpassen?

Die Idee ist nicht von mir und sie ist auch nicht neu. Elizabeth Blackwell, die erste Frau, die trotz massiven Widerstandes ihrer männlichen Kollegen 1849 in den USA ein Medizinstudium abgeschlossen hat, hat schon vor über 150 Jahren einen sehr weisen Spruch geprägt, den nicht nur jeder Mediziner kennt:

»Vorbeugen ist besser als Heilen.«

Diesen Spruch habe ich geändert und er steht vorn auf dem Buchcover: »Vorbeugen ist leichter als Heilen«. Heute müsste der Spruch eigentlich lauten: »Vorbeugen ist preiswerter als Heilen«, denn Heilen wird langsam unbezahlbar. Dagegen sind die Kosten für erfolgreiche Vorsorge geradezu lächerlich gering.

In einer großen Tageszeitung lautete im Mai 2008 eine Schlagzeile: »Ärzte wollen Politiker korrigieren.« Die deutsche Ärzteschaft will einen Forderungskatalog gegen die Rationierung in der Medizin beschließen. Das so genannte »Ulmer Papier« der Bundesärztekammer zielt auf eine Korrektur »patientenfeindlicher Fehlentwicklungen« ab, die Ärzte werfen der Politik sogar Unehrlichkeit vor. Heute sei es den Medizinern aufgebürdet, von Patient zu Patient über Leistungseinschnitte zu entscheiden. Nach Meinung der Ärzte muss im Bundestag darüber diskutiert und entschieden werden, was die gesetzliche Krankenversicherung den Versicherten noch bezahlt und was nicht.

Zur gleichen Zeit sagte die amtierende Gesundheitsministerin in einer TV-Talkshow: »Es gibt keine medizinisch notwendigen Leistungen, die nicht mehr finanziert werden. Wir werden auch weiterhin dafür einstehen und dafür streiten, dass alles, was medizinisch notwendig ist, auch finanziert wird.« Dagegen sagt ein Gesundheitsexperte im Bundestag: »Die finanziellen Reserven werden immer knapper, und mit der bisherigen Summe kann man nicht mehr alle notwendigen Herausforderungen stemmen, und medizinischen Fortschritt gibt es auch nicht zum Nulltarif.«

Der Umsatz der gesamten deutschen »Gesundheitsbranche« beträgt jährlich über 300.000.000.000 Euro. (i. W. dreihundert Milliarden Euro). Sie ist damit der umsatzstärkste Wirtschaftszweig und macht mehr Umsatz als die gesamte deutsche Automobilindustrie. Die Summe ist sogar höher als der Bundeshaushalt, und der Umsatz der Gesundheitsbranche steigt auch noch schneller als in jeder anderen Branche, man rechnet schon im Jahr 2020 mit 450.000.000.000 Euro (i. W. vierhundertfünfzig Milliarden Euro). Die Summe ist nicht mehr finanzierbar, die heutige Summe ist schon oberhalb der Schmerzgrenze und darf auf keinen Fall weiter steigen.

Schon heute fehlt der Medizin an vielen Stellen das Geld, um die wichtigsten Aufgaben erfüllen zu können, und inzwischen ereignen sich Dinge, die man noch vor wenigen Jahren für unmöglich gehalten hätte. Ärzte mit eigener Praxis klagen über schwindende Einnahmen und müssen Personal entlassen, man hört sogar von Praxis-Schließungen und Insolvenzen, vor allem bei Hausärzten. Ein praktizierender Arzt sagte im Fernsehen, dass er im letzten Quartal ca. 10.000 Euro zugeschossen hat, einen ganzen Monat hat er für seine Arbeit keinen »Lohn« bekommen. Andere Ärzte nehmen keine Patienten mehr an, wenn das zugeteilte Budget verbraucht ist. Der gute alte Hausbesuch ist kurz vor dem Aussterben, weil Ärzte für diese wertvolle Arbeit schlechter bezahlt werden als Fliesenleger- oder Malergesellen für Schwarzarbeit. Auch der Ärzte–Zweitwagen-Porsche verschwand in den letzten Jahren aus fast allen Doppelgaragen. Nur bestimmte Fachärzte oder Ärzte, die sich auf Schönheitschirurgie spezialisiert haben, fahren immer noch am Wochenende mit dem Porsche zum Yachthafen.

Viele Jahre war das Medizinstudium die Eintrittskarte in die »bessere Gesellschaft«, Ärzte wurden »Götter in Weiß« genannt, und weil an den Universitäten die medizinischen Fakultäten hoffnungslos überrannt wurden, hat man den Abitur-Notendurchschnitt für Medizinstudenten immer höher geschraubt.

Mit »ausreichend« in Mathematik und »befriedigend« in Geographie hat man keine Chance Arzt zu werden, obwohl diese Fächer mit der Qualifikation für den Beruf nichts zu tun haben.

Inzwischen wurden im Fernsehen schon mehrfach Krankenhaus- und Klinik-Assistenzärzte gezeigt, die mit Plakaten und Spruchbändern auf die Straße gehen wie streikende Metallarbeiter. Sie fordern gerechten Lohn für 72-Stunden-Schichten in der Notaufnahme, von denen 36 Stunden nicht bezahlt werden. Man hört immer öfter von Assistenzärzten, die nach England und Holland auswandern, weil sie dort bei besseren Arbeitsbedingungen und für weniger Arbeit den doppelten Lohn bekommen. Bei der medizinischen Versorgung ist jede Menge faul im Staate Deutschland.

Von Krankenhäusern und Kliniken hört und liest man täglich neue Schreckensmeldungen, so lautete z. B. der Titel einer Fernsehreportage: »Alarm im Krankenhaus, Pflegepersonal im Dauerstress«. Im Januar 2009 wurde ein Fernsehbericht ausgestrahlt: »Krankenfabrik, Pflegenotstand in Krankenhäusern«. Darin wurde berichtet, der Pflegebedarf nimmt zu und das Pflegepersonal nimmt ab, und für die dramatischen Folgen, die manchmal zum Tode führen, interessiert sich niemand. Krankenschwestern sind in Deutschland pausenlos körperlich und psychisch überlastet, im Nachbarland Schweiz bekommen Krankenschwestern bei besseren Arbeitsbedingungen ein höheres Gehalt als in Deutschland.

Pflegekräfte werden abgebaut, dass eine ordentliche Versorgung der Patienten nicht mehr gewährleistet ist. Die Liegezeiten von Patienten werden verkürzt, auch wenn sie noch nicht in der Lage sind, sich selbst zu versorgen. Sie werden von privaten Krankentransporten in die Wohnung getragen und ins Bett gelegt, und tschüss! Selbst Privatpatienten spüren in einigen Krankenhäusern schon den neuen Geldmangel, weil die Versorgung nicht mehr den Standard hat, den sie seit vielen Jahren gewohnt sind. Wenn diese Entwicklung nicht gestoppt wird, dann müssen die Patienten bald von ungelernten Hilfskräften versorgt werden, deren Einkommen mit Steuergeldern aufgestockt werden muss, obwohl der »Gesundheitshaushalt« größer ist als der Bundeshaushalt.

Die Krankenkassen sind nicht mehr in der Lage, alle notwendigen Versorgungs- und Heilmaßnahmen zu garantieren. Immer mehr Heilmaßnahmen werden aus Kostengründen gestrichen, inzwischen werden Operationen sogar aus Altersgründen verweigert. Im Januar 2009 ging eine Meldung durch die Presse, dass viele kleinere Krankenhäuser aus finanziellen Gründen nicht in der Lage sind, freiwilligen Organspendern nach ihrem Tod die dringend benötigten Organe zu entnehmen. Der Aufwand für Organentnahmen wird nicht kostendeckend vergütet, ein Skandal ohnegleichen. Patienten die seit Jahren auf lebensrettende Organe warten, müssen aus Kostengründen darauf verzichten, dabei können Krankenversicherungen mit einer Spenderniere mehrere Hunderttausend Euro an Dialysekosten sparen. Über das Leid der Empfänger will ich mich gar nicht auslassen, ich kenne Dialysepatienten und weiß, wie sie leiden.

Im Juni 2010 gingen erstmals Meldungen durch die Medien, dass mehrere Krankenversicherungen zahlungsunfähig sind, und es werden nicht die letzten sein. Nach den Rettungsschirmen für Banken muss die Regierung Rettungsschirme für Krankenversicherungen spannen, doch das ist keine einmalige Aktion, die müssen immer wieder neu gespannt werden und jedes Mal größer.

Kassenpatienten müssen für Behandlungen und bei Medikamenten immer mehr zuzahlen, inzwischen zahlen sie sogar Eintrittsgeld für den Arztbesuch und müssen trotzdem oftmals lebensbedrohlich lange auf notwendige Behandlungen warten. Gesundheitspolitiker zerbrechen sich seit Jahren nur noch den Kopf darüber, welche Leistungen gekürzt oder gestrichen werden, welche Zuzahlungen erhöht werden und welche Erhöhungen bei den Versicherungsbeiträgen durchsetzbar sind. Sie reden dabei von Gesundheitsreformen, doch kommen nur entsetzliche Fehlgeburten dabei heraus wie Gesundheitsfonds, Kopfpauschale oder Zuzahlung. Im Juli 2010 stellt sich der Gesundheitsminister vor Fernsehkameras und verkündet mit strahlendem Lächeln: »Ich bin glücklich, weil wir durch monatliche Zuzahlungen endlich eine stabile Finanzierung auf den Weg gebracht haben, im Sinne der Versicherten.« Anschließend wurden Bürger auf der Straße um ihre Meinung gebeten, man hat lange gesucht, aber nicht einen glücklichen Versicherten gefunden. Hauptsache die Minister sind glücklich, auch die Vorgängerin konnte mit strahlendem Lächeln Katastrophen verkünden, bei denen es aber auch nichts zu lachen gab.

Das Dramatische an dieser Entwicklung ist aber die Tatsache, es ist keine Besserung in Sicht. Im Gegenteil, nach Meinung von Experten aus Medizin, Wissenschaft, Wirtschaft und Politik wird sich die Situation weiterhin verschlechtern, und dieser Meinung muss ich mich leider anschließen. Die Zweiklassenmedizin, die es übrigens schon immer gab, wird die Geringverdiener bei der medizinischen Versorgung immer stärker benachteiligen, und damit gewinnt ein Spruch aus dem Mittelalter wieder grausame Aktualität, der lautete: »Weil du arm bist, musst du früher sterben.«

2. Kapitel

Begründet wird diese Situation auch mit der demografischen Entwicklung in Deutschland, die Menschen werden immer älter, und je höher das Lebensalter, umso höher der Krankenstand. Dazu kommt noch, dass viele Krankheiten immer häufiger bei jüngeren Menschen auftreten, z. B. Herzinfarkt und Schlaganfall. Beides zusammen sind die häufigste Ursache für frühzeitige Todesfälle. Inzwischen stellt man schon bei Kindern Diabetes Typ 2 fest, früher nannte man diese Krankheit Altersdiabetes, weil sie frühestens im Alter von 50 Jahren auftrat.

2006 ist der Schlaganfall in den Industrienationen an den 2. Platz der nicht altersbedingten Todesursachen »aufgestiegen«, und Wissenschaftler haben errechnet, dass er im Jahr 2030 Platz 1 erreicht. In Deutschland erleiden jährlich 200.000 Menschen einen Schlaganfall, 60.000 sterben unmittelbar danach und weitere 20.000 innerhalb des folgenden Jahres. Bei den »Überlebenden« bleiben oftmals lebenslange schwerste Behinderungen zurück, und für Heil- und Pflegemaßnahmen können in Einzelfällen Kosten von mehreren Hunderttausend Euro anfallen. Schlaganfall ist die häufigste Ursache für dauerhafte schwerste Behinderungen und ist deshalb wirtschaftlich gesehen die teuerste Erkrankung in den Industrienationen!

Doch warum schlägt der Schlaganfall immer häufiger und immer früher zu? Ich habe mit mehreren »Überlebenden« gesprochen und habe sie u. a. gefragt, ob sie vor dem Schlaganfall Vorsorge irgendwelcher Art getroffen hatten, ob sie überhaupt jemals darüber nachgedacht haben, wie man diese schreckliche

Krankheit möglicherweise verhindern oder zumindest verzögern kann? Bisher habe ich nicht einen angetroffen, der etwas in dieser Richtung unternommen hatte, alle wurden wie vom »Blitz aus heiterem Himmel« getroffen und hatten nur »Glück«, dass rechtzeitig lebensrettende Maßnahmen eingeleitet wurden. Nicht einer hatte vorher mit einem Arzt über Schlaganfall gesprochen, vielleicht hätten sie dann die deutlichen Warnsignale früher erkannt, die jedem Schlaganfall vorausgehen, und der Schlaganfall wäre vielleicht gar nicht eingetreten, auf jeden Fall wären die Folgen weniger dramatisch. Bei der Einleitung von Rettungsmaßnahmen zählt nicht jede Minute, sondern jede Sekunde, in jeder Sekunde werden die irreparablen Schäden im Gehirn größer.

Unsere medizinische Versorgung ist darauf ausgerichtet, Krankheiten zu erkennen, zu begreifen und zu heilen. In Forschung für Diagnostik, Heilung, moderne Medizintechnik sowie für Arzneimittel werden jährlich Milliarden investiert, doch Gesundheitsvorsorge ist im System nicht vorgesehen und findet auch keine Beachtung, denn Vorsorge wird auch nicht bezahlt, und kein Mensch hat Freude an unbezahlter Arbeit. Leider werden auch Versicherte für eigene erfolgreiche Vorsorge nicht belohnt, wie z. B. bei der Kfz-Versicherung. Wer vorsichtig und unfallfrei fährt, bezahlt schon nach wenigen Jahren nur noch 30 % Versicherungsprämie. Bei den Krankenversicherungen zahlt man auch nach 45 Jahren »Schadensfreiheit« immer noch 100 %. Wer streng auf seine Gesundheit achtet, sich gesund ernährt, nicht raucht, nicht trinkt und auch allen sonstigen Gefahren aus dem Weg geht, bezahlt die gleichen Krankenversicherungsbeiträge wie Falschernährer, Raucher, Säufer, Freizeit-Autorennfahrer, Extremsportler, Hobby-Skirennfahrer oder Schlägertypen, die ihre eigene und die Gesundheit anderer sogar bewusst gefährden, in jedem Fall zahlen die Krankenkassen die Kosten für Heilung und Rehabilitation.

Betrachtet man das Verhalten der Menschen, könnte man zu dem Schluss kommen, dass sie Motorschäden mehr fürchten als Herzinfarkt, Schlaganfall und Krebs. Für das Auto wird laufend teure »Vorsorge« betrieben, auch wenn es noch vollkommen in Ordnung ist. Sie wird sogar vom Hersteller vorgeschrieben, und wer die vorgeschriebenen Inspektionen nicht durchführen lässt, verliert sämtliche Garantieansprüche. Jeder Autofahrer weiß auch genau, was mit dem Motor seines Autos passiert, wenn er nicht regelmäßig mit ausreichend frischem Öl versorgt wird. Dagegen weiß kein Mensch genau, was mit seinem »Motor«, dem Herzen, passiert, wenn es nicht regelmäßig mit ausreichend frischem Sauerstoff versorgt wird. Ein bekannter Fernsehkoch sagte auch einmal, für das Öl, das wir in den Motor schütten, bezahlen wir 15 Euro pro Liter, für das Öl, das wir in unseren Körper schütten, wollen wir nicht mehr als 1,50 Euro bezahlen.

Für die Erhaltung der Gesundheit gibt es weder Vorschriften, Anleitungen oder Empfehlungen, darum achtet die Mehrzahl der Menschen sorgfältiger auf den Zustand ihres Autos als auf den Zustand ihres Körpers. Dazu muss man allerdings wissen, dass die Kfz-Werkstätten diese »Vorsorgeinspektionen« auch sehr gern ausführen, denn im Gegensatz zu Ärzten können sie dafür ordentliche Rechnungen schreiben.

Wenn Gesundheitspolitiker, Mediziner und Krankenversicherungen Empfehlungen zur Gesundheitsvorsorge geben, dann beschränken sich diese immer auf einen kurzen Satz: »Mehr Bewegung und gesunde Ernährung«. Wenn Ärzte in TV-Gesundheitsmagazinen nach Vorsorgemaßnahmen gefragt werden, lautet immer ihre Antwort: »Mehr Bewegung und gesunde Ernährung«, und alle wissen, dass diese Empfehlung nichts bewirkt, weil 98 % der Menschen diese Empfehlung nicht befolgen und auch in Zukunft nicht befolgen werden.

Viele haben weder die Zeit noch die Möglichkeit oder haben einfach keine Lust dazu, täglich Sport zu treiben oder mit Klapperstöcken durch den Wald zu wandern. Ich selbst habe mich seit meiner Schulzeit auch nicht mehr sportlich betätigt und mich nur bewegt, wenn es sich nicht vermeiden ließ.

Außerdem wird die Gesundheit durch Bewegung nicht so positiv beeinflusst, wie immer wieder behauptet wird, zu viel Bewegung kann sogar schaden. Während der sportlichen Betätigung wird zwar mehr Blut durch den Kreislauf gepumpt, weil auch mehr Sauerstoff verbraucht wird, sobald man aber wieder im Sessel sitzt, ist alles beim Alten, die Arterien verkalken weiter vor sich hin, und die Sauerstoffversorgung ist mangelhaft wie vorher. Warum Bewegung trotzdem sehr wichtig und von großem Nutzen ist, darauf komme ich später noch zurück.

Was die Ernährung betrifft, so sind viele Menschen aus Zeitmangel, Faulheit oder Unwissenheit nicht in der Lage, sich täglich gesund zu ernähren, ich selbst gehörte viele Jahre zu den Faulen. Außer Haus ernährte ich mich von Pizza, halben Hähnchen, Currywurst mit Pommes, gelegentlich auch von Schnitzeln, Steaks und Grilltellern mit Pommes. Zu Hause lebte ich von Pizza und halben Hähnchen zum Mitnehmen und von Fertiggerichten aus Gläsern, Dosen und Tüten, und nachts verdrückte ich noch Kneipenfrikadellen und geräucherte Mettwurstenden. Mit dieser Art Ernährung erreichte ich auch mein Rekordgewicht von über 115 kg netto.

Für die große Mehrzahl der Menschen ist deshalb die Empfehlung »Mehr Bewegung und gesunde Ernährung« vollkommen nutzlos, und nach Schätzungen halten sich auch nur 2 % an diese Empfehlung. Sie wird deshalb auch die steigende Zahl an Herz-Kreislauf-Erkrankungen nicht aufhalten und schon gar nicht zurückführen und wird auch die finanzielle Situation von Ärzten und Krankenhäusern weiter verschlechtern. Die Zahl der Kranken wird weiter steigen, und für den einzelnen Patienten steht immer weniger Geld zur Verfügung. Ob man die Krankenkassenbeiträge erhöht, eine Kopfpauschale erhebt oder einen Gesundheitsfonds einrichtet, alles ist Flickwerk und wird nichts verbessern. Die einzige Empfehlung, die für Patienten, Medizin und Krankenversicherungen Vorteile bringt und die Situation für alle Beteiligten verbessert, ist Gesundheitsvorsorge, den Vorsorgen ist besser, leichter und preiswerter als Heilen.

In den USA steht das Gesundheitssystem bereits am Rande des Abgrunds, und auch riesige Geldmengen die man zurzeit hineinpumpt, werden es nicht vor dem Absturz bewahren. Der notwendige Umdenkprozess findet auch dort noch nicht statt, obwohl man uns einige Jahre voraus ist, man hört nur erste zarte Andeutungen. Präsident Obama hat schon zu Beginn seiner Amtszeit gesagt, dass die Gesundheitskrise die größte Herausforderung in seiner Amtszeit als Präsident sein wird. Auch Deutschland wird noch sehr viel Geld zum Fenster hinauswerfen, wenn die Gesundheitspolitik den einzigen Erfolg versprechenden Weg aus der Gesundheitskrise weiterhin blockiert, und dieser Weg heißt Gesundheitsvorsorge.

Auch wenn es sich bei flüchtiger Betrachtung wenig sinnvoll anhört, im Grunde ist es eine ganz einfache Rechnung:

Je weniger Menschen krank sind, umso besser ist die finanzielle Situation für Ärzte, Krankenhäuser, Krankenversicherungen und Versicherte.

Weniger Krankheit bedeutet für die Krankenkassen keinen Beitragsrückgang, aber weniger Ausgaben für Leistungen und

Verwaltung, denn Gesunde zahlen in voller Höhe weiter, ohne Leistungen in Anspruch zu nehmen, ich spreche aus Erfahrung. Ärzte müssen nicht mehr ab Quartalsmitte ohne Lohn arbeiten, sie hätten wieder mehr Zeit für das Gespräch mit dem Patienten, und Ärzte könnten für Hausbesuche wieder wie Handwerksmeister bezahlt werden. Fragen Sie einmal ältere kranke Menschen, wie wichtig ein Hausbesuch für sie ist.

Die Politik muss jedoch mit aller zur Verfügung stehenden Macht dafür sorgen, dass steigende Mittel auch Ärzten und Krankenhäusern, und damit den Patienten zugutekommen. Die Gelder dürfen nicht in noch größere Verwaltungspaläste fließen und auch nicht als Boni in den Taschen von Vorständen verschwinden, weil sie dem Irrtum unterliegen, dass sie besonders erfolgreich und wirtschaftlich gearbeitet haben.

Außerdem darf nicht noch mehr Geld in den Kassen der kassenärztlichen Vereinigungen verschwinden oder für ausufernde Bürokratie verschwendet werden. Immer mehr Verbände stopfen sich mit Krankenversicherungsbeiträgen die Taschen voll und werden unverschämt reich, und Krankenhäuser, Hausärzte und Krankenversicherungen werden in den Ruin getrieben. Der Mensch ist von Natur aus habgierig, und wer das Kreuz hat, segnet sich zuerst, und freiwillig gibt niemand etwas von dem ab, das er sich auch in die eigene Tasche stecken kann. Gesundheit ist das wertvollste Gut für alle Menschen, und das darf nicht von cleveren Geschäftemachern und Abzockern gefährdet werden. Jeder Beitragszahler ist daran interessiert, dass die eingezahlten Beiträge weitestgehend der medizinischen Versorgung zur Verfügung stehen und nicht erst durch verschiedene Hände gehen, die alle so viel für sich selbst abzweigen, dass für die medizinische Versorgung nicht genug übrig bleibt, obwohl mehr als genug vorhanden war.

Die beste Lösung wäre Krankenversicherung zu verstaatlichen, was nichts mit Sozialismus zu tun haben muss. In diese staatliche Krankenversicherung müssen alle einzahlen, auch Großverdiener durch Arbeit oder Kapital, Selbständige, Freiberufler und Beamte, und zwar nach Einkommen und nicht pauschal pro Kopf. Privat dürfen nur Zusatzleistungen versichert werden, z. B. Einbettzimmer im Krankenhaus oder Chefarztbehandlung. Das funktioniert in anderen EU-Ländern sehr gut, in diesen Ländern ist das Einkommen von Ärzten und Pflegepersonal höher, die medizinische Versorgung der Patienten ist besser, und die Krankenversicherungsbeiträge sind niedriger als in Deutschland.

Auch in Deutschland kann der Bürger Änderungen herbeiführen, er muss nur die Partei mit dem richtigen Programm wählen. Ich habe schon verschiedene bedeutende Ereignisse richtig vorausgesagt, weil ich das Verhalten der Menschen besser einschätzen kann als viele andere, und ich kann deshalb sicher voraussagen, die Partei, die eine bessere Versorgung der Patienten ohne Beitragserhöhungen groß auf ihre Wahlplakate schreibt, wird in Zukunft jede Wahl gewinnen. Bei Gesundheitsfragen reagiert der Wähler noch sensibler als bei Steuergeschenken für Hotelkonzerne. Unser Land wird in Zukunft von der Partei regiert, die dem Bürger Gesundheitsvorsorge und gute Patientenversorgung verspricht, ohne ihn finanziell stärker zu belasten. Wenn es um die Gesundheit geht, dann gehen auch viele Nichtwähler wieder zur Wahl, weil es sich dann auch wieder lohnt zu wählen, und diese Stimmen kassiert die »Gesundheitspartei« noch zusätzlich.

Was Gesundheit betrifft, kann man sehr vieles verbessern, man muss es allerdings auch wollen. Leider kann ich mich des Eindrucks nicht erwehren, dass bestimmte Bereiche der Gesundheitsbranche nichts ändern wollen, weil sie finanzielle Einbußen befürchten, obwohl sie dann immer noch genug verdienen. Das bedeutet für Politiker, sie müssen lobbyresistent werden und hart durchgreifen, selbst wenn mit dem Verlust von Arbeitsplätzen gedroht wird. Mit dieser Drohung zwingt man seit vielen Jahren Politiker in die Knie und zu Fehlentscheidungen. In solchen Fällen muss man abwägen, was unserem Land mehr schadet, hunderttausend zeitweilige Arbeitslose wegen Jobverlust oder Millionen dauerhafte Arbeitslose wegen Krankheit.

Im Juni 2008 fand ich in einer Zeitung unter Praxisanzeigen folgende großformatige Anzeige:

Mit dem 30.06.2008 beende ich meine Tätigkeit als Kassenärztin.

Nach 10 Jahren verlasse ich damit ein System, das selbst
von Herrn Dr. Leonhard Hansen als Vorsitzendem der
Kassenärztlichen Vereinigung Nordrhein als »irrational und
krank« eingeschätzt wird:
»... so krank wie das gesamte GKV-System mit seinen Versprechen, die nicht mehr einlösbar sind«.
Seine Diagnose: Verlogenheit.
Sein Therapievorschlag: Ehrlichkeit.
Ich habe mich für die Ehrlichkeit entschieden.
Dr. med. (Name, Adresse und Fachrichtung)

Das stand tatsächlich in der Zeitung, ich habe die Anzeige aufbewahrt. Das System muss demnach noch verlogener und kranker sein, als ich es mir vorgestellt hatte, wenn ein Arzt das mit Namen und Adresse in die Zeitung setzt. Es ist auch kein Einzelfall, ich habe das auch von anderen Ärzten gehört, die ihren Abschied aus dem System aber nicht in der Zeitung verkündet haben.

Das wird sich aber frühestens ändern, wenn Krankenversicherungen strenger staatlicher Kontrolle unterliegen. Krankenversicherungsbeiträge dürfen nicht länger Geldtöpfe sein, aus denen sich Abzocker unkontrolliert bedienen können, und dazu gehören auch immer wieder Ärzte und Apotheker, wenn aus gegebenem Anlass Kontrollen durchgeführt werden. Krankenversicherungsbeiträge müssen in voller Höhe für die medizinische Versorgung zur Verfügung stehen. Das gesundheitliche Wohl von 82.000.000 Bürgern ist eine hoheitliche Aufgabe und hat absolute Priorität vor dem finanziellen Wohl von einigen Geschäftemachern und Betrügern, die haben im Gesundheitssystem nichts verloren.

Am 30. Juli 2010, ich hatte an diesem Morgen den vorhergehenden Absatz geschrieben, fand ich einen Artikel in den NDR-Online-Nachrichten:

Millionenbetrug in Arztpraxen – Staatsanwaltschaft Verden ermittelt

Etwa 50 Ärzte und ein Pharmagroßhändler sind nach Informationen von NDR Info ins Visier der Staatsanwaltschaft geraten. Die Ermittlungen gegen die Mediziner aus dem Raum Hannover und Celle wurden demnach wegen des Verdachts der Bestechlichkeit und Bestechung sowie des gewerbsmäßigen Betrugs aufgenommen. Entsprechende Recherchen von NDR Info bestätigte die zuständige Staatsanwaltschaft Verden. Die Mediziner sollen gemeinsam mit dem Großhändler aus Hannover deutlich mehr Rezepte für Sprechstundenbedarf ausgestellt und abgerechnet haben als geliefert. Den Krankenkassen soll so ein Schaden in Höhe von mehr als 1,2 Millionen Euro entstanden sein. Die Ermittlungen laufen bereits seit drei Jahren. Betrüger finden hier also einen großen Topf, aus dem sie sich – so sieht es zumindest momentan aus – relativ einfach bedienen können. Der Artikel geht noch weiter.

Ich zitiere immer gern Sprüche, Weisheiten und Aphorismen, darin steckt auch immer sehr viel Wahrheit, und ein bekannter Spruch lautet: »Hilf dir selbst, dann hilft dir Gott.« Der Bürger ist machtlos gegenüber Politikern, und die sind machtlos gegenüber Industrie und Verbänden. In Berlin gibt es mehr Lobbyisten der Pharmaindustrie als Bundestagsabgeordnete, und die gehen im Gesundheitsministerium ein und aus, dass die Drehtür im Haupteingang von morgens bis abends wie ein Propeller wirbelt, obwohl die Mitarbeiter den seitlichen Personaleingang benutzen.

Was die Gesundheit betrifft, ist auch jeder in der Lage, sich selbst zu helfen, sogar besser und leichter als bei vielen anderen Dingen im Leben, wenn man weiß wie. Wenn man gesund ist, dann ist man auch dem kranken und verlogenen System nicht hilflos ausgeliefert. Ich habe mir schon viele Jahre selbst geholfen, und deshalb haben mich Leistungsbeschränkungen, Zuzahlungen, Praxisgebühren, Wartezeiten und vieles andere mehr nie interessiert. Inzwischen habe ich zwar ein Vermögen in das System eingezahlt, doch die kleinste Krankheit ist schon das größeres Übel. Außerdem schützt Vorsorge nicht vor Unfällen, die können jedem passieren und dann braucht man die Krankenversicherung. Das einzige Ärgernis ist und bleibt, auch nach 45 Jahren »Schadensfreiheit« muss ich immer noch 100 % Versicherungsprämie bezahlen. Wenn ich wie bei meiner Kfz-Versicherung nach wenigen Jahren nur noch 30 % bezahlt hätte, dann hätte ich mit dem Geld ein Häuschen mit Garten finanzieren können.

3. Kapitel

Für die Heilung von Krankheiten ist die Schulmedizin zuständig, nur Ärzte können Heilen, nur Ärzte haben das gelernt, und nur für Heilen werden sie auch bezahlt. Gesundheitsvorsorge überlässt man der Naturheilkunde bzw. der alternativen Medizin, und die verdienen immer mehr Geld damit. Jedes Mal wenn Schulmediziner nach ihrer Meinung über Naturheilmittel gefragt werden, dann lautet so oder ähnlich ihre Antwort: »Das sind nur Vermutungen, die nicht wissenschaftlich erwiesen sind.« Diese Antwort geben sie auch vor Millionen Fernsehzuschauern, und als Musterbeispiel für Vorsorge wird dann immer »Krebsvorsorge« genannt. Die dürfte eigentlich gar nicht so heißen, weil sie mit Vorsorge nichts zu tun hat, dabei wird lediglich festgestellt, ob man bereits von Krebs befallen ist oder noch nicht. Richtig ist allerdings, je früher man Krebs erkennt, umso besser sind die Chancen für Heilung. Trotzdem gehören Krebserkrankungen mit 200.000 Toten zu den häufigsten Todesursachen in Deutschland, und die Zahlen steigen weiter.

Krankheit wird auch grundsätzlich als Schicksalsschlag betrachtet, und vor Schicksalsschlägen ist bekanntlich kein Mensch gefeit, gegen Schicksalsschläge kann man auch keine Vorsorge betreiben. Wenn man die Menschen nach ihren Wünschen für die Zukunft fragt, dann steht Gesundheit immer an erster Stelle auf der Wunschliste, sogar noch vor Reichtum und Besitz. Das ist auch vollkommen logisch, denn Gesundheit ist für jeden Menschen die Grundlage seines Glücks, nur wer gesund ist, hat auch den Willen und die Kraft, sich andere Wünsche zu erfüllen.

Jeder Mensch weiß aber auch, für alles im Leben muss man etwas leisten oder bezahlen, doch ausgerechnet Gesundheit, das wertvollste, das höchste und das wichtigste Gut will jeder geschenkt haben, man braucht dazu nur gute Gene und etwas Glück. Es soll übrigens noch nicht vorgekommen sein, dass ein gesunder Mensch einen Arzt gefragt hat: »Herr Dr., ich bin vollkommen gesund, ich möchte nur fragen, was muss ich tun, damit ich noch lange gesund bleibe?« Ich kenne die Antwort des Arztes und Sie auch, sie lautet: »Mehr Bewegung und gesunde Ernährung«, und für diese Beratung muss man das Arzthonorar aus eigener Tasche bezahlen. Also wartet man mit dem Arztbesuch, bis man krank ist, nur dann zahlt auch die Kasse.

Auch wenn jemand sehr viel Geld hat und sich jede Beratung leisten könnte, stellt er trotzdem nicht diese Frage, solange er gesund ist. Aristoteles Onassis, einer der reichsten Männer der Welt, starb im Alter von 67 Jahren an einer unheilbaren Krankheit, und er hat auf dem Totenbett gesagt: »Ein Leben lang habe ich an Macht und Reichtum gedacht und dabei die Gesundheit vollkommen vergessen, doch verlorene Gesundheit kann man auch für alles Geld der Welt nicht zurückkaufen«, und er hätte sich die teuersten Berater und dazu die modernste Medizintechnik der Welt leisten können. Seine Tochter Christina, »das ärmste reiche Mädchen der Welt«, ist schon im Alter von 37 Jahren am Herzinfarkt gestorben, auch ihr hat alles Geld der Welt nicht geholfen, sich vor Krankheit und frühem Tod zu schützen.

Inzwischen bin ich sicher, ich gehöre einer sehr kleinen Gruppe von Menschen an, die schon in jungen Jahren und bei bester Gesundheit über Gesundheitsvorsorge nachgedacht haben, ich will damit aber nicht sagen, dass ich klüger bin als alle anderen.

Wie bei anderen Ereignissen in meinem Leben hat auch hier der Zufall Pate gestanden und geholfen, z. B. auch bei meiner Musikkarriere. Ohne den berühmten Zufall hätte ich weder diese erstaunliche Musikkarriere noch diese unglaubliche Gesundheitskarriere gemacht.

Im Alter von Ende 30 hatte ich eine »zufällige« schicksalhafte Begegnung mit einer 90-jährigen Dame. Sie sah deutlich jünger aus, und sie erzählte mir sogar, dass 20 Jahre vorher bei ihr Krebs diagnostiziert worden war, und zu jener Zeit bedeutete Krebs in der Regel das Todesurteil.

Weil die Medizin sie bereits aufgegeben und ihr nur noch kurze Zeit zum Leben gegeben hatte, hat sie eine Naturheilkundlerin aufgesucht, und die hat ihr einen Rat gegeben, wie man Krebs vielleicht sogar heilen kann. Obwohl sie nicht wirklich überzeugt war, hat sie trotzdem den Rat befolgt, schließlich war er weder mit körperlichem noch mit nennenswertem finanziellem Aufwand verbunden, und außerdem hat sie gedacht: »Noch Schlimmeres als den Tod kann es auch nicht anrichten.« Inzwischen waren 20 Jahre vergangen, sie lebte immer noch und sogar ohne Krebs, die Ärzte hatten keine Erklärung. Ich hatte keinen Grund, an den Worten der Dame zu zweifeln, trotzdem hatte ich das Gespräch bald vergessen, als gesunder junger Mensch will man nicht über Krankheit und Krebs nachdenken, und schon gar nicht über Sterben.

Doch wenige Monate später musste ich über Krankheit und Tod nachdenken. Ein guter Freund, er war nur wenige Jahre älter als ich, starb plötzlich und unerwartet am Gehirnschlag, so nannte man damals noch den Schlaganfall. Passanten fanden ihn vor seinem Haus bewusstlos im Auto und benachrichtigten seine Frau. Er wurde mit dem Rettungswagen ins

Krankenhaus gefahren und auf die Intensivstation gelegt, und dort stellte man Hirntod fest. Man hat ihn noch an Pumpen, Schläuche und Tröpfe angeschlossen, und er sah auch aus, als würde er friedlich schlafen, doch 24 Stunden später wurden die Maschinen abgestellt und für meinen Freund der Totenschein ausgestellt.

Ein guter Freund muss viel zu früh sterben, damit ich über Krankheit und Tod nachdenke, doch jetzt wollte ich alles über die Ursachen eines plötzlichen Gehirnschlags wissen. Vor allem wollte ich Mittel und Wege finden, wie ich mich selbst vor dem gleichen Schicksal bewahren kann, und die moderne Medizin wird auch Mittel und Wege kennen, dachte ich damals noch, doch schon bald wurde ich eines Besseren belehrt.

Das Internet war noch nicht erfunden, also habe ich in der Stadtbücherei medizinische Literatur gewälzt. Einmal konnte ich auch mit einem Arzt aus dem Bekanntenkreis darüber sprechen, und bald kannte ich die Ursache für plötzlichen Hirntod, eine Störung der Blutversorgung des Gehirns. Ich fand jedoch keinen Hinweis, wie man die Störung evtl. verhindern kann.

Ich sagte schon, wenn Sie beim Internet-Versandhandel AMA-ZON in der Rubrik Bücher das Suchwort »Gesundheit« eingeben, dann können Sie unter mehr als. 70.000 Büchern das richtige aussuchen, und viele Bücher versprechen schon auf dem Cover »ewige Jugend und Gesundheit«. Ich habe auch einige Bücher gelesen, doch habe ich immer etwas vermisst, es wird niemals über Erfolge berichtet, es werden grundsätzlich nur Empfehlungen gegeben, ob diese aber tatsächlich zum versprochenen Erfolg führen, muss jeder Leser selbst feststellen. Ob man das richtige Buch erwischt, ist wie bei einer Lotterie, man kann das richtige Los ziehen und gewinnen, man kann aber auch eine Niete ziehen und verlieren, und bei jeder Lotterie gibt es viele Nieten und nur wenige Gewinne.

Die Mehrzahl der Bücher würde man auch treffender als »Kochbuch mit Bewegungsanleitung« bezeichnen, denn fast alle Bücher empfehlen für ewige Jugend und Gesundheit »mehr Bewegung und gesunde Ernährung«, nur in 70.000 verschiedenen Variationen. Jeder Autor weiß besser als alle anderen, was man essen und wie man sich bewegen muss, um ewig jung und gesund zu bleiben. Die Autoren nennen sich Ernährungsberater oder Ernährungswissenschaftler, oder sie sind Ärzte, die sich aber nicht einmal in den grundsätzlichen Dingen einig sind. Außerdem sind viele Empfehlungen nach kurzer Zeit schon wieder überholt. Ernährungswissenschaftler arbeiten fleißig und gewinnen am laufenden Band neue wissenschaftliche Erkenntnisse. Was heute als sensationell gesundheitsfördernd gefeiert wird, ist ein Jahr später gesundheitsschädigend und Krebs fördernd, und die Ernährungswissenschaftler müssen ein neues Buch schreiben.

Ich sah schon mehrmals einen »Ernährungswissenschaftler« im Fernsehen, der behauptet: »Man wird nicht dick vom Essen«, oder: »Der Körper weiß selbst am besten, was für ihn gut ist.« Wenn ich ihn sehe, muss ich leider vermuten, sein Körper weiß es nicht. Er behauptet auch, dass er sein Gewicht nicht kennt, weil ihn das nicht interessiert, ich weiß aber, dass alle Menschen an ihrem Gewicht interessiert sind. Laut einer Umfrage nach den »guten Vorsätzen für das neue Jahr« zum Jahreswechsel 2008/2009 war der meistgenannte Vorsatz »Gewicht abnehmen«. Er darf auch seine Bücher immer in die Kamera halten, und ich kann mir sogar vorstellen, wer die Bücher kauft, das sind übergewichtige Menschen und Eltern fettleibiger Kinder, denen er damit ihr schlechtes Gewissen erleichtert. Er arbeitet auch hart, dass dieser Leserkreis immer größer wird.

In letzter Zeit wurde auch über eine revolutionäre neue Erkenntnis der Ernährungswissenschaft berichtet: »Man wird nicht dick vom vielen oder falschen Essen, sondern weil bestimmte Bakterien im Darmbereich fehlen.« Oh mein Gott, wenn sich das herumspricht, beginnt das große Fressen nach dem Motto »Hau rein, was der Körper verlangt, die Bakterien werden es richten«. Die Menschen, die daran glauben, werden viel Leid erfahren, profitieren werden nur bestimmte Branchen der Nahrungsmittelindustrie und Hersteller von Kleidung und Särgen in XXXL-Größe, doch die kommen schon heute mit den Lieferungen kaum noch nach.

Auch »Bewegungstherapeuten« denken sich immer wieder neue und bessere Bewegungstherapien aus, auch dabei werden schon mal Empfehlungen gegeben, die zu gesundheitlichen Schäden führen. Erst vor wenigen Jahren wurde ein erfolgreicher Autor wie ein Wanderpokal durch alle Talkshows gereicht, dann wurde er von Lesern verklagt, die durch seine Empfehlungen gesundheitlichen Schaden genommen hatten. Das hat auch meine Vermutung bestätigt, dass die Autoren ihre Empfehlungen fantasievoll ausdenken, aber nicht selbst testen. Er verspricht auch in allen Büchern »ewige Jugend«, und als er in einer Talkrunde gefragt wurde, wie alt er selbst sei, herrschte nach der Antwort betretenes Schweigen.

Man hört und liest auch immer nur von »wissenschaftlichen Erkenntnissen«, bisher habe ich nicht einmal gehört oder gelesen: »Erkenntnisse aus Erfahrung durch lange Anwendung.« Ich muss fast annehmen, ich bin der einzige Autor, der über tatsächlich erzielte Erfolge seiner Gesundheitsvorsorge schreibt, denn alles, was ich empfehle, habe ich vorher viele Jahre täglich am eigenen Leib durchgeführt, und nicht nur mit sichtbarem und messbarem, auch mit gesundheitlichem Erfolg, und den hat meine Krankenversicherung mir auch gern bestätigt.

4. Kapitel

Jährlich erleiden in Deutschland Hunderttausende einen Schlaganfall oder Herzinfarkt mit Todesfolge, und mehr als die Hälfte der Betroffenen ist noch im berufsfähigen Alter. Es wird auch intensiv Forschung betrieben und auch gern darüber berichtet, wie man Opfer nach einem Schlaganfall oder Herzinfarkt vor dem Tod retten kann, die Erfolge sind auch beeindruckend, doch bisher wurde nie darüber berichtet, wie man einen Schlaganfall oder Herzinfarkt verhindern kann.

Im Gegensatz zu Gesundheitspolitik, Medizin und Krankenversicherungen arbeiten Verkehrspolitik, Automobilhersteller und Kfz-Versicherrungen seit vielen Jahren erfolgreich zusammen, wenn es um die Vermeidung von Todesopfern im Straßenverkehr geht. 1970 starben in Deutschland jährlich ca. 30.000 Menschen im Straßenverkehr, und obwohl heute die Zahl der Kraftfahrzeuge fast zehn Mal so hoch ist, starben im Jahr 2009 weniger als 5.000 Menschen bei Verkehrsunfällen. Hätten sich Verkehrspolitik, Automobilindustrie und Kfz-Versicherungen verhalten wie Gesundheitspolitik, Medizin und Krankenversicherungen, und hätte man Autofahrern nur die Empfehlung gegeben: »Fahren Sie bitte vorsichtig«, dann hätten wir heute Millionen Verkehrstote im Jahr.

Der Dreipunktgurt im Auto rettet weltweit alle sieben Sekunden ein Menschenleben, doch erst seitdem Gurtmuffel mit hohen Geldstrafen rechnen müssen, wird der Gurt auch von der Mehrzahl benutzt. Gäbe es keine Anschnallpflicht, keine Führerscheinprüfung, keine Geschwindigkeitsbegrenzungen, kein Alkoholverbot, keine Vorfahrtsregeln, keine Ampeln, keine Verkehrsüberwachung, keine Verkehrspolizei, keine Zebrastreifen, kein Fahrverbot, keine Geldbußen, keine Punkte in Flensburg und keine Gefängnisstrafe für schwere Verkehrsvergehen, auf unseren Straßen würde der Wahnsinn toben und das Chaos herrschen, und wir hätten jährlich Millionen Tote im Straßenverkehr.

Trotz 300.000 Kreislaufopfern jährlich in Deutschland geben Gesundheitspolitik, Medizin und Krankenversicherungen nichts weiter als eine Empfehlung, und man kann an den Fingern einer Hand abzählen, wie viele Jahre es dauert, bis die Zahl der Kreislaufopfer 400.000 erreicht hat.

Trotz der »wenigen« Verkehrstoten werden weiterhin Millionen in Unfallforschung und Sicherheitstechnik investiert, tausende TÜV-Stationen sind damit beschäftigt, die Verkehrssicherheit der Fahrzeuge zu überwachen, und Hunderttausende Polizeibeamte überwachen die Disziplin der Verkehrsteilnehmer, um Unfallopfer zu vermeiden. Auch Presse, Radio und Fernsehen bringen sehr oft Meldungen wie: »Am Wochenende zwei Tote auf der A 1 wegen überhöhter Geschwindigkeit«, niemals konnte man bisher lesen oder hören: »Am Wochenende 2.000 Tote in Deutschland wegen Kreislaufversagen«.

Bei meiner »Forschungsarbeit« habe ich auch eine Erkenntnis gewonnen, die für die Gesundheit aller Menschen zwar von elementarer Bedeutung ist, in der Medizin jedoch kaum Beachtung findet:

»Die wichtigste Voraussetzung für lange Gesundheit ist ein gut funktionierender Blutkreislauf, der jede Zelle unseres Körpers zu jeder Zeit mit Sauerstoff versorgt.«

Ich bin ein großer Freund von Sprüchen und habe folgenden Spruch daraus abgeleitet:

Halte den Kreislauf in Ordnung und alles andere ist auch in Ordnung!

Das muss tatsächlich jeder selbst in die Hand nehmen, diese Aufgabe kann man nicht auf andere übertragen, für seinen Kreislauf ist jeder selbst verantwortlich. Leider werden die Menschen erst aktiv und kümmern sich um ihren Kreislauf, wenn bereits Schäden eingetreten sind.

Der Kreislauf sind die Transportwege, auf denen der Sauerstoff zu jeder Zelle des Körpers transportiert wird. Man nennt sie auch Gefäße, Adern oder Arterien, ein ca. 97.000 Kilometer langes verzweigtes System aus Röhren, in denen das Blut fließt und den Sauerstoff transportiert, und dafür muss unser Herz vom ersten und bis zum letzten Atemzug ohne eine Sekunde Pause hart arbeiten.

Bei der Sauerstoffversorgung gibt es auch keinen Unterschied zwischen Arm und Reich, hier gab es nie eine Zweiklassengesellschaft und die wird es auch niemals geben, denn Sauerstoff steht überall auf der Welt für jeden in ausreichender Menge kostenlos zur Verfügung.

Weil Sauerstoff der wichtigste Nährstoff für jede Zelle des Körpers ist, muss die Lunge ca. 50.000 Mal pro Tag frischen Sauerstoff tanken, und das Herz muss täglich ca. 120.000 Mal frisches sauerstoffgesättigtes Blut in den Kreislauf pumpen. Unser Gehirn braucht besonders viel Sauerstoff, es hat nur 2

% des Körpergewichts, doch 20 % des Blutes wird durch das Gehirn gepumpt, und wird die Versorgung des Gehirns mit sauerstoffgesättigten Blut, z. B. durch einen Blutpfropfen in der Halsschlagader, nur für zehn Sekunden unterbrochen, verlieren wir bereits das Bewusstsein, und Minuten später tritt der Hirntod ein, dann kann auch keine medizinische Maßnahme mehr helfen. Das Gehirn lässt sich auch nicht reparieren oder austauschen wie Herz, Leber, Nieren, Lunge, Arterien und anderes mehr.

Wird die Sauerstoffversorgung des Gehirns durch Kalkablagerungen »nur« behindert, ist ein Schlaganfall die Folge, und nur schnelle medizinische Hilfe kann das Leben vielleicht noch retten, doch bleiben oftmals lebenslange schwerste Behinderungen zurück. Auf andere Nährstoffe können die Zellen Stunden, Tage, Monate und notfalls noch länger verzichten, bevor ernsthafter Schaden entsteht, auf Sauerstoff können manche Zellen nur wenige Sekunden verzichten, einen langen oder dauernden Verzicht auf Sauerstoff übersteht keine Zelle unseres Körpers, ohne Schaden zu nehmen, ohne krank zu werden.

In den USA wurde in Laborversuchen auch nachgewiesen, Sauerstoffmangel ist ein wesentlicher Faktor bei der Entstehung von Krebszellen. Man hat gesunden Zellen von Ratten den Sauerstoff entzogen, und sie wurden nach kurzer Zeit von Krebs befallen.

Ähnlich wie unser Gehirn reagiert auch unser Herz, es ist der meistbeanspruchte Muskel des Körpers, und der muss von der ersten bis zur letzten Sekunde unseres Lebens Höchstleistungen bringen ohne eine Sekunde Ruhepause, und deshalb ist auch das Herz in besonderem Maße auf ständige ausreichende Sauerstoffversorgung angewiesen. Wird es auch nur kurzfristig mangelhaft versorgt, ist ein Herzinfarkt die unabwendbare Folge, und auch dann ist man auf schnellste medizinische Hilfe angewiesen, um das Leben vielleicht noch zu retten. Man muss nicht Medizin studieren, um sich darüber klar zu werden, dass von allen Nährstoffen, welche für die Gesundheit notwendig sind, Sauerstoff der wichtigste ist und dass Sauerstoffmangel auch die Ursache für die Mehrzahl aller Krankheiten ist. Es wird deshalb allerhöchste Zeit, dass die Medizin dieser Bedeutung viel mehr Aufmerksamkeit zuwendet und sie nicht länger unter den Teppich kehrt.

Erst beim »Studium« der Naturheilkunde fand ich Antworten auf die Frage »Wie halte ich meinen Kreislauf in Ordnung?«. Gegen jede Krankheit ist ein Kraut gewachsen, dieser Grundsatz der Naturheilkunde ist allgemein bekannt. Die Anzahl der Kräuter ist jedoch riesengroß, genau wie die Anzahl der Krankheiten, doch beim intensiven »Studium« traf ich immer wieder auf zwei Naturheilmittel, die sich in ganz besonderer Weise dafür empfehlen, den Kreislauf in Ordnung zu halten und sogar zu verbessern, sollten bereits Schäden eingetreten sein. Ich wollte auf keinen Fall regelmäßig größere Mengen Heilkräuter zu mir nehmen, um alle möglichen Risiken abzudecken, ich wollte nur meinen Kreislauf in Ordnung halten, denn: »Ist der Kreislauf in Ordnung, ist alles andere auch in Ordnung.«

Für diese Aufgabe haben sich zwei Naturheilmittel immer wieder als besonders wirkungsvoll empfohlen, und im Alter von 39 Jahren habe ich die wichtigste Entscheidung meines Lebens getroffen:

Diese zwei Naturheilmittel werde ich Zeit meines Lebens täglich zu mir nehmen, und ich werde auch nie damit aufhören, weil ich sonst nie erfahren werde, ob meine Entscheidung gut war.

Während ich diese Zeilen schreibe, bin ich schon über 67 Jahre alt, und ich bin absolut sicher, dass es eine sehr gute Entscheidung war. Meine hochgesteckten Erwartungen haben sich nicht nur erfüllt, sie wurden sogar weit übertroffen. Ich wollte mich vor frühzeitigem Gehirnschlag schützen, tatsächlich ist es mir aber gelungen, mich bis ins hohe Alter vor jeder Krankheit zu schützen, und davon hatte ich damals nicht einmal zu träumen gewagt.

Bis heute war ich niemals krank, ich musste nicht einen Tag meine Arbeit wegen Krankheit unterbrechen, ich hatte nie Rücken-, Magen-, Kopf- oder sonstige Schmerzen, und ich habe nie Tabletten genommen, auch keine Schmerztabletten. Ich hatte auch nie Zahnschmerzen, doch meine Zähne sind schon seit Jahren überholungsbedürftig, und solange ich keine Zahnschmerzen habe und alles essen kann, ist die Angst vor dem Bohrer größer als die Eitelkeit, ich schiebe deshalb die Zahninspektion seit Jahren vor mir her.

5. Kapitel

Pardon, ich muss mich entschuldigen, es gab doch Schmerzen, die ich sogar über Jahre täglich ertragen musste, doch das ist schon so lange her, dass ich es fast vergessen hätte. Die Schmerzen waren Sodbrennen, und die Ursache war reichlicher Fleischkonsum und dazu viel Alkohol. Doch auch der beste Kreislauf kann überschüssige Magensäure nicht neutralisieren, dann hilft nur noch Bullrichsalz. Das kaufte ich in Großpackungen und schluckte davon täglich mehrere Esslöffel, und jede Nacht musste ich aufstehen und einen Löffel schlucken, nur dann hatte ich bis zum Morgen Ruhe.

Ich möchte damit aber gleichzeitig zum Ausdruck bringen, dass meine gute Gesundheit nicht auf langjährige gesunde Lebensweise zurückzuführen ist, im Gegenteil, ich habe viele Jahre gelebt, dass man es auch als »Raubbau an der Gesundheit« bezeichnen könnte. Was Bewegung betrifft, war ich immer ein ausgesprochen fauler Hund nach dem Motto »Jede Bewegung schwächt«, und seit meiner Schulzeit teilte ich die Meinung von Winston Churchill. Wenn der nach Gründen für seine gute Gesundheit im hohen Alter gefragt wurde, sagte er nur: »No Sports«, und er wurde 91 Jahre alt und hat bis zum letzten Tag Zigarren gequalmt, und schlank war er auch nicht.

Auch mein Gewicht stieg im Laufe der Jahre auf 115 kg netto, und neben Sodbrennen machten sich schon Beschwerden in den Kniegelenken bemerkbar, wenn ich volle Bierkästen die Treppen hinauftragen musste. Ich habe immer ein Bild in der Tasche, als ich ca. 45 Jahre alt und ca. 105 kg schwer war, das Bild sagt mehr als Worte, doch mein Rekordgewicht von 115 kg hatte ich erst mit 57 Jahren erreicht. Dass meine Gesundheit trotzdem niemals Schaden genommen hat, verdanke ich meinem »gepflegten« guten Kreislauf, und der verzeiht auch Sünden bei der Ernährung.

Der 20. Mai 2000 war ein weiterer Wendepunkt in meinem Leben, ich war als Künstler zu einer dreitägigen großen Tierschutzveranstaltung »Tierrechte 2000« in Berlin eingeladen, die Moderatorin auf der Musikbühne an der Gedächtniskirche war Alida Gundlach, eine wunderbare Frau und engagierte Tierschützerin, und dort traf ich engagierte Tierschützer aus der ganzen Welt. Ich hatte sogar das Glück und konnte mich 20 Minuten bei einer Tasse Kaffee mit dem Philosophen Professor Tom Reagan unterhalten, dem weltbekannten Verfechter der Tierrechte, der trägt auch keine Schuhe und keinen Gürtel aus Leder. Vorher hatte ich zwei Stunden seinem Vortrag über Tierrechte zugehört, und wer diesem Mann zwei Stunden aufmerksam zugehört hat, wird danach nie wieder Fleisch essen. Die Mehrzahl der Teilnehmer dieser Veranstaltung waren schon Vegetarier, es wurde auch viel über vegetarische Ernährung gesprochen, und es wurden auch nur vegetarische Gerichte und Buffets angeboten, und dabei habe ich die großartige vegetarische Küche kennen gelernt. Seitdem bin ich Vegetarier, und vier Jahre später war mein Gewicht ohne Hunger und ohne zusätzliche Bewegung wieder bei 90 kg angekommen. Seit dem Tag hatte ich auch nie wieder Sodbrennen, und ich trage auch wieder zwei volle Getränkekisten problemlos die Treppen hoch, nur das Bier hat sich inzwischen in Wasser verwandelt.

Dass man durch mehr Bewegung Übergewicht verliert, ist einer der meistverbreiteten Irrtümer unserer Zeit. Um 1 kg abzunehmen, muss ein erwachsener Mensch 160 bis 200 Kilometer laufen, und das tut kein Mensch, weil das auch keiner schafft.

Um eine Portion Currywurst mit Pommes wieder abzutrainieren, müsste man sechs Stunden ohne Unterbrechung Fahrrad fahren, auch das schaffen nur Radrennfahrer.

Über kaum ein anderes Thema wird so viel geredet und geschrieben wie über gesunde Ernährung. Auch darüber gibt es Tausende Bücher und laufend neue »wissenschaftliche Erkenntnisse«. Aber auch über Diäten wird sehr viel ... geschrieben, dabei können auch bestimmte Diäten die Gesundheit schädigen, wenn man sie zu lange betreibt. Eine Bekannte musste eine das Gewicht betreffend »erfolgreiche« Diät im Krankenhaus beenden. Inzwischen sollte eigentlich jeder wissen, es gibt keine Diät, die dauerhaften Erfolg garantiert. Wer abnehmen und das Gewicht halten will, erreicht das einzig und allein durch dauerhafte Umstellung der Ernährung, und dafür muss man nicht Tausende Bücher lesen, dafür muss man nicht einmal ein Buch lesen. Die Regeln für gesunde Ernährung und dauerhafte Gewichtsregulierung kann man in wenigen Sätzen zusammenfassen.

An diese Grundsätze einer gesunden und ausgewogenen Ernährung halte ich mich seit Mai 2000. Ich selbst bin Vegetarier und nicht Veganer und verzehre gelegentlich noch Milch und Milchprodukte wie Käse oder Joghurt. Das Eiweiß, welches der Körper braucht, ist vor allem in Hülsenfrüchten reichlich vorhanden. Jedes Linsen- oder Bohnengericht ersetzt eiweißmäßig eine Fleischmahlzeit und hat dazu noch den Vorteil, dass darin nicht die ungesunden Fette enthalten sind, die unsere Arterien verkalken und verstopfen.

Hier sind meine Empfehlungen für gesunde Ernährung, an die halte ich mich seit Mai 2000, und damit habe ich schon 25 kg abgenommen.

Kein Fleisch.
Kein Zucker, dafür Süßstoff oder Fruchtzucker.
Nur Vollkornback- und -teigwaren.
Täglich wechselndes frisches Obst der Saison.
Täglich wechselndes frisches Gemüse der Saison.
Täglich wechselnde frische Salate der Saison.
Kartoffeln, Linsen, Erbsen, Bohnen und Mais.
Keine tierischen Fette, nur Pflanzenfette und Öle.

Viel mehr braucht man über gesunde Ernährung nicht zu wissen, und wer sich daran hält, wird das Normalgewicht erreichen und auch halten oder wird gar nicht erst dick. Man erreicht sein Ziel aber nicht in vier Wochen und auch nicht in vier Monaten, bei mir hat es vier Jahre gedauert, bis mein Gewicht von 115 kg wieder auf 90 kg zurückgegangen war, und das sind 25 kg, die ich nicht mehr pausenlos herumschleppen muss. Ich habe auch nicht einen Tag gehungert, man darf sogar ordentliche Portionen verspeisen und nimmt trotzdem ab, und auch die sonstigen »Nebenwirkungen« sind ausgesprochen positiv. Im Juni 2010 traf ich einen Bekannten, den ich über zehn Jahre nicht mehr gesehen hatte, und der sagte immer wieder: »Du hast dich aber gut gehalten, du hast dich aber gut gehalten, du hast dich aber gut gehalten, du bist in zehn Jahren kaum älter geworden, du hast dich aber gut gehalten.« Er war nicht der Erste, der so reagierte, das erlebe ich seit einigen Jahren immer wieder. Übrigens ist mir selbst nie aufgefallen, dass ich jünger aussehe, jeden Morgen, wenn ich in den Spiegel sehe, bekomme ich einen großen Schrecken.

Wer sich an diese Empfehlungen hält, bekommt aber nicht nur Komplimente, der bekommt auch sämtliche Vitamine und

Spurenelemente, die der Mensch zum gesunden Leben braucht, und kann deshalb auf Vitamingetränke, Vitaminpräparate, Zusatzvitamine und Nahrungsergänzungsmittel verzichten. Mit den Vitaminen ist es genau wie mit dem Sauerstoff, zu viel des Guten ist wieder schlecht. Inzwischen wurde auch in einer Fernsehsendung darauf hingewiesen, dass zu viele Vitamine Schaden anrichten. Das lebenswichtige Vitamin E führt bei regelmäßiger überhöhter Dosierung zu Müdigkeit, Muskelschwäche und Kopfschmerzen. Zu einer überhöhten Dosierung kommt es aber nur durch die Einnahme von zusätzlichen Vitaminpräparaten, bei natürlicher Ernährung ist eine Überdosierung nicht möglich. Vitamine in Obst, Gemüse, Salat, Öl und Getreide sind immer gesund und haben keine Nebenwirkungen, nur zusätzliche industriell hergestellte Vitamine können Nebenwirkungen haben.

Das wichtige Vitamin D für stabilen Knochenbau produziert der Körper selbst durch Sonneneinstrahlung auf der Haut. Wer zu wenig Sonne bekommt, muss als Ersatz kein Fleisch essen, ein Teelöffelchen Lebertran ersetzt eine große Fleisch- oder Fischportion. In Island trinken nur die Männer täglich einen Schluck Lebertran aus der Flasche, die man in jedem Supermarkt kaufen kann, und nur in Island haben Männer die gleiche Lebenserwartung wie Frauen. Bei uns bekommt man Lebertran nur in der Apotheke, und der muss bestellt werden, weil er nicht am Lager ist, und wenn man nach Lebertran fragt, wird man auch ganz eigenartig angeschaut.

Selbstverständlich verzeiht der liebe Gott auch kleine Sünden, wenn man sie nur zu besonderen Gelegenheiten begeht. Wenn ich zu einer Geburtstagsfeier eingeladen bin, esse ich beim Nachmittagskaffee auch ein Stück Kuchen, das überstehe ich ohne Schaden. Doch abends kann mich auch der größte Nackenkotelettliebhaber nicht zum leckeren gegrillten Nackenkotelett überreden, damit würde ich meine Liebe zu Tieren verraten, und wenn wir uns länger darüber unterhalten, schmeckt es ihm selbst nicht mehr. Ich werde deshalb schon seit Jahren nicht mehr zu Grillpartys eingeladen, wo ich früher ein gern gesehener und dankbarer Gast war. Man wusste, wenn Fritz eingeladen ist, muss man mehr Fleisch einkaufen.

Als ich am 20. Mai 2000 in Berlin zum Vegetarier wurde, konnte ich schon nach kurzer Zeit feststellen, dass ich damit nicht nur den Tieren, sondern auch mir selbst einen großen Dienst erweise. Bereits am zweiten Tag meines Vegetarierlebens, ich war noch in Berlin, waren die jahrelangen dauernden Qualen durch Sodbrennen wie weggezaubert und kehrten nie wieder zurück. Damals glaubte ich an ein Wunder, heute weiß ich, dass es eine normale Reaktion des Körpers war. Für die Verdauung von Fleisch muss der Magen Säure bilden, und wenn man dreimal täglich Fleisch isst, produziert er zu viel, und die steigt dann in die Speiseröhre und verursacht diese furchtbaren Schmerzen. Die übermäßige Säurebildung führt aber auch zu »Übersäuerung« des ganzen Körpers, und Übersäuerung ist auch die Hauptursache für Gicht, Rheuma und Gelenkschmerzen. Damit hatte ich auch schon Probleme, und auch die sind seit Mai 2000 wie weggezaubert. In Deutschland müssen sehr viele Menschen an Übersäuerung leiden, sonst würden nicht jeden Abend in ARD und ZDF mehrere Webespots für Mittel zur Bekämpfung von Sodbrennen ausgestrahlt, und jeden Abend laufen auch mehrere Werbespots für Mittel gegen Gelenkschmerzen, und dafür gibt es nur eine Erklärung, Deutschland leidet an Übersäuerung, und keiner weiß warum. Auch viele andere Leiden und Gebrechen entstehen durch Übersäuerung, und mit alledem haben Vegetarier nichts am Hut.

Viel zu selten wird im Fernsehen gezeigt, welche furchtbaren Qualen Schlachttiere, egal ob Hühner, Puten, Rinder oder Schweine, während ihrer Aufzucht und bei der Schlachtung erleiden müssen, spätestens bei diesen Bildern müsste der Appetit auf Fleisch und Wurst vergehen. Paul McCartney ist seit vielen Jahren engagierter Tierschützer und Vegetarier, und er sagt in einem Video, das man bei YouTube sehen kann: »Wenn Schlachthäuser Glaswände hätten, dann würden sich alle Menschen vegetarisch ernähren.« Ich gebe auch die Hoffnung nicht auf, dass ich Paul einmal persönlich kennen lernen darf.

Immer wenn ich mit hartnäckigen Verteidigern des Fleischkonsums über Ernährung rede, halte ich einen Vortrag über die Erschaffung von Menschen und Tieren. Die Natur hat bestimmte Tiere den Fleischfressern zugeordnet, und welche Tiere dazugehören, kann man sogar von weitem erkennen. Man nennt sie auch Raubtiere, Raubvögel oder Raubfische, sie sind schneller als ihre Beutetiere und haben scharfe Krallen, um sie zu »schlagen«, außerdem Reißzähne, um sie in »maulgerechte Stücke« zu zerreißen. Vegetarier haben Mahl- und Schneidezähne für den Verzehr von Körnern, Obst, Gemüse und Salat bzw. Gras und Heu. Die Menschen gehören zweifelsfrei zu den Vegetariern, weil sie für Fleischverzehr nicht eingerichtet sind.

Ohne technische Hilfsmittel ist der Mensch auch gar nicht in der Lage, Tiere zu töten und in Stücke zu zerlegen. Außerdem braucht er noch Messer und Gabel, um das Fleisch von toten Tieren in mundgerechte Stücke zu zerkleinern. Ich kann Ihnen versichern, diese Hilfsmittel wurden nicht von der Natur geschaffen, damit der Mensch Tiere »fressen« kann, diese Hilfsmittel hat er im Laufe der Jahrtausende selbst erfunden. Überlegen Sie einmal, welche Tiere können Sie ohne Hilfsmittel fangen, töten und verspeisen? Ich komme trotz reiflicher

Überlegung immer nur auf Schnecken, Wanzen, Kakerlaken und Würmer, und die müssten Sie auch noch roh verspeisen, ich wünsche guten Appetit. Sie können selbst ganz einfach testen, ob Sie Vegetarier oder »Fleischfresser« sind. Kaufen Sie ein Kotelett und verspeisen Sie das roh und ohne Messer und Gabel, spätestens dann wissen Sie, zu welcher Art sie gehören.

Raubtiere haben außerdem ein spezielles Magen-Darm-System für die Verdauung von Fleisch. Der Darm eines Menschen ist doppelt so lang wie der eines ausgewachsenen Löwen, obwohl er nur ein Drittel des Gewichts hat. Katzen kann man auch nicht zu Vegetariern erziehen, ohne Fleisch werden sie krank und sterben früher, bei Menschen ist es umgekehrt, sie werden durch Fleisch krank und sterben früher. Wenn der Mensch tatsächlich »Fleischfresser« wäre, dann hätte die Natur furchtbare Fehler an ihm begangen, doch die Natur macht keine Fehler, und der Mensch lebt gesünder, länger und glücklicher ohne Fleisch.

Dass Vegetarier bei ihrer natürlichen Bestimmung bleiben sollten, konnte jeder vor wenigen Jahren beobachten, ich spreche vom Rinderwahnsinn. Die vegetarischen Rinder wurden gezwungen Tiermehl zu fressen, um schneller ihr Schlachtgewicht zu erreichen, damit konnten die »Fleischerzeuger« mehr Gewinn machen. Man wusste schließlich vom Menschen, durch Fleisch erreicht er schneller ein hohes Gewicht, warum sollte das bei Rindern nicht funktionieren, und es hat auch funktioniert. Schlachtvieh muss auch nicht alt werden, aber so schnell wie möglich dick, und sollte diese Ernährung den Rindern gesundheitlich schaden, dann ist das Problem im wahrsten Sinne des Wortes schon »gegessen«.

Im Gegensatz zum Menschen hatten die Rinder keine Millionen Jahre Zeit, sich an Fleisch zu gewöhnen, und deshalb traten schwerste gesundheitliche Schäden viel schneller auf, als man erwarten konnte. Die Rinder wurden wahnsinnig und schon kurze Zeit später waren sie auch körperlich so geschwächt, dass sie nicht mehr laufen konnten, jeder erinnert sich an die Bilder im Fernsehen. Wahrscheinlich hätte man die kranken Rinder weiter geschlachtet und auch das Fleisch verkauft, wenn sich nicht herausgestellt hätte, dass die Krankheit durch den Verzehr von Rindfleisch auf Menschen übertragen wird. Erst daraufhin wurde Tiermehl weltweit verboten, alle bereits befallenen Tiere wurden »gekeult«, ein schöneres Wort für totschlagen, und das Problem war »vom Tisch«.

Wer immer noch an der Einteilung der Natur in Fleischfresser und Vegetarier zweifelt, dem ist nicht zu helfen. Manchmal glaube ich sogar, dass die rasant steigende Zahl der Alzheimer-Erkrankungen auch mit dem rasant steigenden Fleischkonsum zu tun hat, niemals vorher wurde so viel Fleisch verzehrt wie heute, bei Kindern angefangen bis ins hohe Alter. Im Mittelalter gab es nur in Königshäusern, an Fürstenhöfen und auf Ritterburgen Fleisch, dort ernährte man sich sogar überwiegend von Fleisch, damit demonstrierte man Reichtum und Wohlstand, damit gehörte man zu den besseren Menschen.

Auch in meiner Kindheit und Jugendzeit gab es nur sonntags Fleisch, denn »Fleisch unter der Woche« war immer noch ein Zeichen von Wohlstand, diesen Luxus konnten sich nur Reiche leisten. Die Armen waren dünn, nur die Reichen waren dick, und zu den Dicken gehörte auch damals schon die Familie des Metzgers. Dagegen gibt es heute in (fast) jeder Familie morgens Wurst und Schinken, mittags und abends Fleisch, und zwischendurch noch Currywurst, Hot Dog und Hamburger, und das Ergebnis kann jeder sehen, wenn er mit offenen Augen durch die Stadt geht.

Doch zurück zur Vorsorge. Die medizinische Wissenschaft hat sich nie ernsthaft um Gesundheitsvorsorge gekümmert, und in medizinischen Kreisen sind Begriffe wie »körpereigene Heilkräfte«, »Naturheilkräfte« oder »alternative Medizin« verpönt, und man meidet sie wie der Teufel das Weihwasser. Heilen können nur Ärzte, nur Ärzte haben das gelernt, und ich muss sagen, das können sie auch sehr gut. Doch allein die Verbesserung des Sauerstoffgehaltes im Blutkreislauf unterstützt schon die natürlichen körpereigenen Heilkräfte. Versuchen Sie einmal so lange wie möglich die Luft anzuhalten, spätestens nach einer Minute stellen Sie fest, dass Ihr Körper dringend nach frischem Sauerstoff verlangt.

Wovon hängt eine gute Sauerstoffversorgung unseres Körpers aber ab?

1. Von der ausreichenden Sauerstoffmenge in der Atemluft.

2. Von der regelmäßigen Atmung der Lunge.

3. Vom ungestörten Transport von der Lunge zu den Zellen.

Die ersten beiden Punkte sind in der Regel kein Problem, doch der dritte Punkt funktioniert nur, wenn der Kreislauf auch in Ordnung ist.

Nicht nur die häufigsten Todesursachen Schlaganfall, Herzinfarkt und Krebs, auch bei vielen anderen Krankheiten ist die Ursache Sauerstoffmangel, und viele Krankheiten kann man allein mit einer Verbesserung der Sauerstoffversorgung behandeln.

Doch für die medizinische Wissenschaft ist die Vorbeugung von Krankheiten immer noch spekulatives und unbewiesenes Allgemeinwissen, und dieses Gebiet wird bis heute von der Naturheilkunde besetzt, nur einzelne Schulmediziner beschäftigen sich inzwischen mit Naturheilkunde. Ich sage es deshalb noch mal, es gibt nur eine Möglichkeit, die Situation für Ärzte, Krankenhäuser und Patienten zu verbessern, auch die Medizin muss Gesundheitsvorsorge anbieten, und sie muss dafür auch ordentlich bezahlt werden, und sie kann dafür auch ordentlich bezahlt werden. In der Werbebranche kennt jeder den Spruch eines amerikanischen Werbefachmanns: »Jeder $, den man in die Werbung steckt, kommt zehnfach zurück.« In der Gesundheitsbranche könnte man sogar sagen: »Jeder Euro, den man in die Vorsorge steckt, kommt tausendfach zurück.«

Wie bei allen guten Dingen gilt auch beim Sauerstoff, zu viel des Guten kann wieder schlecht sein. Wenn man über einen längeren Zeitraum reinen Sauerstoff einatmet, kommt es in der Lunge zur Bildung von Wasser, was irgendwann zum Tod durch Ersticken führt. Die Natur hat eigentlich dafür gesorgt, dass der Mensch auf natürliche Weise immer mit ausreichend Sauerstoff versorgt wird. Doch durch den Verzehr von Fleisch und tierischen Fetten bilden sich an den Gefäßwänden Kalkablagerungen und verengen die Gefäße, was den Blutdurchfluss und damit die Sauerstoffversorgung beeinträchtigt, und ist der Kreislauf nicht mehr in Ordnung, sind viele andere Dinge im Körper auch nicht mehr in Ordnung.

Der Austausch des Sauerstoffes aus der Luft in den Blutkreislauf geschieht in der Lunge. Auf dem Weg durch die Lungenflügel scheidet das Blut Kohlendioxyd aus dem Körper aus und nimmt Sauerstoff auf. Beim Einatmen gelangt neuer Sauerstoff in die Lunge, und beim Ausatmen wird Kohlendioxyd wieder abgegeben. Herz, Lunge und Blutgefäße bilden zusammen das Herz-Kreislauf-System, und bei einem gesunden Erwachsenen pumpt das Herz täglich rund 7.200 Liter Blut durch ca. 97.000 km Blutgefäße, die reichen fast zweieinhalb Mal um die Erde. Man kann sich auch ohne besondere Fantasie vorstellen, wie dünn diese Blutgefäße teilweise sind. Die dünnsten Stellen nennt man Kapillaren, aber auch darin muss das Blut fließen, um an jede Stelle des Körpers oder besser gesagt zu jeder Zelle im Körper zu gelangen, denn jede unserer 50 Billionen Zellen hat bestimmte Aufgaben zu erfüllen, und dafür braucht jede Zelle Sauerstoff.

6. Kapitel

Man braucht auch keine besondere Fantasie, um sich vorzustellen, dass Blutgefäße, die dünn wie Haare sind, auch leicht verengt oder verstopft werden. Verengung nennt man Arteriosklerose, Verstopfung Thrombose. Die häufigste Gefäßerkrankung ist Arteriosklerose, und Herz-Kreislauf-Erkrankungen stehen deshalb in der deutschen Todesursachenstatistik auf dem 1. Platz. Mehr als die Hälfte aller Todesfälle sind auf Arteriosklerose zurückzuführen, und mehr als die Hälfte des für medizinische Versorgung verfügbaren Geldes wird nur für die Behandlung der Folgen von Arteriosklerose verbraucht, und der volkswirtschaftliche Schaden ist noch um ein Vielfaches größer.

Arteriosklerose entsteht durch Fettansammlungen oder Kalkablagerungen in den Gefäßen, und in jüngster Zeit werden auch die Betroffenen immer jünger, inzwischen sind sogar Kinder und Jugendliche betroffen, und das muss man in erster Linie dem steigenden Fleischkonsum anlasten. Die Eltern glauben, den Kindern damit etwas Gutes zu tun, morgens gibt es Wurst- und Schinkenbrote, mittags und abends eine Fleischmahlzeit, und zwischendurch noch einen Hamburger oder Hot Dog. Die Eltern sind überzeugt, dass ihre Kinder durch Fleisch groß und stark werden, doch das Gegenteil ist der Fall, es macht die Kinder dick, schlapp und krank. Heute ist jedes zweite Kind übergewichtig, und jedes vierte ist fettleibig, und der Anteil der Fettleibigen steigt. Das erste Anzeichen ist in der Regel erhöhter Blutdruck, und erhöhter Blutdruck bedeutet schlechte Durchblutung, und je schlechter die Durchblutung, umso schlechter ist die Sauerstoffversorgung.

Wenn sich die Herzkranzgefäße durch Ablagerungen verengen, verschlechtert sich die Durchblutung des Herzmuskels, und zuerst macht sich oft ein Engegefühl des Brustkorbs oder ein linksseitiger Schmerz im Brustbereich bemerkbar. Wird das Herzkranzgefäß durch ein Blutgerinnsel verschlossen, droht ein Herzinfarkt, der in den meisten Fällen zum Tode führt.

Wenn die Halsschlagader oder die feinen Kapillaren im Gehirn durch Ablagerungen oder Blutgerinnsel verengt oder verschlossen werden, ist die Folge ein Schlaganfall, und wenn der nicht zum Tode führt, kann es zu Lähmungen von bestimmten Körperregionen und zu Sprachstörungen kommen, je nachdem welcher Teil des Gehirns betroffen ist. Auch dann müssen schnellstmöglich lebensrettende Maßnahmen eingeleitet werden, z. B. eine Infusion Blut verdünnender Medikamente oder durch operative Installation von Bypässen. Das sind Umleitungen aus Kunststoffschläuchen, in denen das Blut wieder störungsfrei fließen kann, diese Operationen sind inzwischen Routineeingriffe.

Eine Bekannte, die trotz akademischer Bildung die deutlichen Warnsignale eines Schlaganfalls nicht erkannt hat, sitzt seit 2001 im Rollstuhl, sie ist rund um die Uhr pflegebedürftig und ihre Sprache kann man kaum noch verstehen. Einen großen Teil der Jahre hat sie in Krankenhäusern und Rehakliniken verbracht, und dort hat man ihr auch immer wieder versichert: »Hätte man Sie behandelt, als die ersten Warnsignale auftraten, wären die Folgeschäden viel geringer, vielleicht wären sie gar nicht zu bemerken.«

Sie fuhr noch selbst mit dem Auto, als sie Schwindelgefühle hatte und die Ampeln doppelt sah. Es war schon Abend und sie ist noch nach Hause gefahren, und von dort hat sie ihren

Hausarzt angerufen und die Symptome geschildert. Man darf es eigentlich gar nicht sagen, doch ihr Hausarzt hat am Telefon gesagt, wenn es am nächsten Morgen nicht besser ist, soll sie zu ihm in die Praxis kommen. Weil die Schwindelgefühle stärker wurden und sie das Bewusstsein verlor, hat ihr Mann noch in der Nacht den Rettungsdienst angerufen, leider viel zu spät. Wäre sie über die typischen Warnsignale eines bevorstehenden Schlaganfalls informiert gewesen, wäre sie nicht nach Hause, sondern sofort in die Klinik gefahren, die auch nur 500 m von ihrem Haus entfernt ist, und sie könnte heute noch laufen und sprechen und brauchte keine Pflege. Ihrer Krankenversicherung wären mehrere Hunderttausend Euro an Behandlungs-, Reha- und Pflegekosten erspart worden, und wie ihr eigenes und das Leben ihres Mannes und der Familie beeinträchtigt bzw. ruiniert wurde, lässt sich mit Geld nicht beziffern. Nach Einschätzung der gemeinnützigen Stiftung »Deutsche Schlaganfall-Hilfe« könnten in Deutschland jährlich 100.000 Schlaganfälle verhindert und das Leben von etwa 40.000 Menschen gerettet werden, wenn die deutlichen Warnsignale von allen Menschen erkannt und auch ernst genommen würden. Beim Herzinfarkt dürfte die Erfolgsquote noch höher sein.

Warum hat die Gesundheitspolitik diese Chance bisher nicht erkannt? Man muss die Bürger über die Warnsignale, die jedem Herzinfarkt und Schlaganfall vorausgehen, informieren, und jährlich würden mehr als hunderttausend Menschenleben gerettet. Gleichzeitig würden viele Milliarden Euro an Heil-, Pflege- und Rehakosten gespart. Diese Maßnahme würde als die bedeutendste Gesundheitsreform aller Zeiten in die deutschen Geschichtsbücher eingehen.

Ärzte aller Fachrichtungen müssen verpflichtet werden, jeden Patienten über die Warnsignale von Schlaganfall und Herzinfarkt zu informieren, egal ob krank oder gesund, ob alt oder jung. Dazu muss dem Patienten eine schriftliche Information über die Warnsignale ausgehändigt werden, und für diese Information müssen die Ärzte auch bezahlt werden. Der Erfolg wäre sofort erkennbar, die Zahl der Herzinfarkte und Schlaganfälle ginge »schlagartig« zurück und jede Woche würden ca. 2.000 Menschenleben gerettet, über Geld will ich nicht schon wieder reden.

Die Politik muss dabei auch die öffentlich-rechtlichen Fernsehanstalten einbeziehen, damit auch sie laufend über diese Warnsignale informieren. Ich habe in den letzten Jahren sehr viele Gesundheitsmagazine vor allem in den dritten Programmen der ARD gesehen, doch bisher wurde nur einmal über dieses Thema gesprochen. Ich weiß, die Regierung hat keinen Einfluss auf das Programm der öffentlich-rechtlichen Fernsehanstalten, doch für 100.000 Menschenleben jährlich muss man eine Ausnahme machen. Dafür könnte man ein- oder zweimal pro Woche die Börsenberichte streichen, die ohnehin nur Millionen kleiner Anleger um ihr Erspartes gebracht haben.

Im Juli 2010 beherrschte das schreckliche Ereignis bei der Loveparade in Duisburg mit 21 Todesopfern wochenlang die Medien. Ganz Deutschland war erschüttert und trauerte um die Opfer, die Verantwortlichen schoben sich gegenseitig die Schuld zu und keiner wollte Verantwortung übernehmen. Jetzt sucht die Staatsanwaltschaft nach Schuldigen und Verantwortlichen, doch wie immer in solchen Fällen wird niemand zur Verantwortung gezogen und bestraft.

Ich frage mich sehr oft, wer trägt eigentlich die Verantwortung für 100.000 Todesopfer in jedem Jahr, die noch leben würden, wenn man sie über die Warnsignale informiert hätte? Auch findet niemals eine Trauerfeier mit Bundeskanzlerin und Bundespräsident für die 100.000 Todesopfer des letzten Jahres statt, wie z. B. für die 21 Todesopfer in Duisburg. Hier wird nicht einmal nach Schuldigen oder Verantwortlichen gesucht, niemand fordert den Rücktritt der Verantwortlichen, und auch die Medien verlieren kein Wort darüber. Es würde mich auch nicht wundern, wenn der Gesundheitsminister vor Fernsehkameras erklärt: »Davon habe ich nichts gewusst, deshalb werde ich auch dafür keine Verantwortung übernehmen.« Er hat es aber gewusst, und wenn nicht, dann sollte er wegen Inkompetenz die Konsequenzen ziehen und zurücktreten.

Ich möchte an dieser Stelle die typischen Warnzeichen für Schlaganfall und Herzinfarkt aufzeigen, damit der geneigte Leser auf jeden Fall informiert ist und im Fall der Fälle eine rechtzeitige medizinische Behandlung einleiten kann, wenn eines dieser typischen Warnzeichen auftritt.

Warnhinweise für Schlaganfall:

1. Plötzlich Schwäche oder Gefühlsstörungen einer Körperseite, z. B. einer Gesichtshälfte, eines Armes oder eines Beines

2. Plötzlicher Verlust oder teilweiser Verlust der Sprechfähigkeit oder Schwierigkeiten, Gesprochenes zu verstehen

3. Plötzliche Sehverschlechterungen oder Sehverlust, vor allem wenn nur ein Auge betroffen ist oder wenn man plötzlich Dinge doppelt sieht

4. Plötzliche schwere Kopfschmerzen ohne erkennbare Ursachen

5. Plötzlich einsetzender Schwindel mit Gangunsicherheit, Verlust von Gleichgewicht und Koordination, vor allem bei einem Sturz als Folge

Wenn eines dieser Warnzeichen auftritt, sofort den Rettungsdienst 112 anrufen!

<u>Warnhinweise für Herzinfarkt:</u>

1. Starke, länger als fünf Minuten anhaltende Schmerzen im Brustkorb, die in Arme, Schultern, Hals, Kiefer und Oberbauch ausstrahlen können

2. Starkes Engegefühl, heftiger Druck im Brustkorb, Angstgefühle

3. Zusätzlich zum Brustschmerz: Luftnot, Übelkeit, Erbrechen, Schmerzen im Oberbauch

4. Schwächeanfall auch ohne Schmerz, evtl. Bewusstlosigkeit

5. Blasse Gesichtsfarbe, kalte Schweißausbrüche

Wenn eines dieser Warnzeichen auftritt, sofort den Rettungsdienst 112 anrufen!

Dann zählt nicht jede Minute, dann zählt jede Sekunde, und für die Fahrt zum Hausarzt wird bereits kostbare Zeit verschwendet, denn jeder dritte Mensch mit Herzinfarkt stirbt schon, bevor er eine Klinik erreicht. Wenn Sie den Rettungsdienst anrufen, äußern Sie sofort den Verdacht auf Herzinfarkt oder Schlaganfall, dann wird umgehend ein Rettungswagen mit Notarzt geschickt, der Geräte mitführt, um sie bei Herzstillstand einzusetzen. Nennen Sie Namen, Adresse und Telefonnummer, und warten Sie ab, ob noch Rückfragen kommen, das Gespräch darf nur von der Leitstelle beendet werden.

Auf keinen Fall sollte man sich ins Auto setzen und selbst losfahren, der Transport mit dem Rettungswagen zum Krankenhaus wird in jedem Fall von der Krankenkasse bezahlt, auch wenn es sich als »Fehlalarm« herausstellt. Für die Krankenversicherungen sind tausend Fehlalarme immer noch preiswerter als eine einzige lebenslange schwere Behinderung. Ich sage es noch mal, weil man es nicht oft genug sagen kann, die Menschen müssen nur besser informiert werden, und es würden sehr viele Menschleben gerettet, sehr viel Leid verhindert und sehr viel Geld gespart. Die Hinweise kann jeder auswendig lernen, die sollte jeder an die Wand heften, wo er sie immer wieder lesen kann, und die Ärzte sollten immer wieder prüfen, ob die Patienten das auch tun.

In einer Fernsehsendung kamen verschiedene Schlaganfallpatienten bzw. deren Angehörige zu Wort, welche die Warnzeichen zwar erkannt und auch sofort den Rettungsdienst angerufen hatten, die trotzdem schwerste Behinderungen und Sprachstörungen zurückbehalten haben, weil die nächste Klinik mit Schlaganfallzentrum 30 oder 50 km entfernt war, und die näher liegenden Kliniken nahmen keine Schlaganfallpatienten an. Alle Betroffenen sagten aus, dass sie wahrscheinlich keine

Behinderung zurückbehalten hätten, wenn man sie 20 oder 30 Minuten früher behandelt hätte, und die nächsten Krankenhäuser waren noch näher. Die Krankenversicherungen hätten in jedem Einzelfall Zigtausende oder Hunderttausende Euro an Heil- und Rehakosten gespart. Die Gesundheitspolitik handelt hier genau wie ein dummer Autofahrer, der 3.000 Euro für einen Motorschaden bezahlen muss, weil er 3 Euro für Motoröl sparen wollte.

Entschuldigen Sie, dass ich manche Dinge so oft wiederhole, doch ein altes Sprichwort sagt schon: »Steter Tropfen höhlt den Stein.« Schließlich ist das Buch nicht für Fachleute, die ohnehin alles wissen, sondern für Bürger, die schlecht, falsch oder gar nicht informiert sind, und zweimal lesen ist besser als einmal, und dreimal lesen ist noch besser als zweimal.

7. Kapitel

Jetzt komme ich aber endlich zu den beiden Naturheilmitteln, die ich seit meinem 39. Lebensjahr täglich zu mir nehme, und ich bin überzeugt, dass ich meine lange und gute Gesundheit in erster Linie diesen beiden Mitteln verdanke. Sie haben mich im wahrsten Sinne des Wortes zuverlässig durch »dick« und »dünn« begleitet und halten meinen Kreislauf seit vielen Jahren in Ordnung, und ich bin auch zuversichtlich, das tun sie noch viele weitere Jahre.

Ich beginne mit

Roter Bete.

Rote Bete ist das älteste Heilmittel der Welt, die Heilkraft ist seit 6.000 Jahren bekannt und wurde schon von Griechen und Römern genutzt. Auch Hippokrates hat schon vor 2.500 Jahren die Heilwirkungen der Roten Bete erkannt und bei Hautentzündungen und Infektionskrankheiten verordnet, und auch von Paracelsus hörte man schon Mitte des 16. Jahrhunderts, dass Rote Bete Blutkrankheiten heilt und die Abwehrkräfte steigert. Auch im Mittelalter hat man Rote Bete als Heilmittel gegen Erkältung und grippale Infektionen eingesetzt, und sie hat sich auch auf vielen anderen Gebieten sehr förderlich für die Gesundheit erwiesen, und dem kann ich aus eigener Erfahrung voll zustimmen.

Rote Bete hat einen hohen Folsäuregehalt, und die ist auch lebensnotwendig, ist aber in der normalen Ernährung zu wenig vorhanden. Folsäure ist ein wichtiges Element bei der

Bildung von roten Blutkörperchen, und diese roten Blutkörperchen binden den Sauerstoff im Blut, um ihn zu jeder Zelle des Körpers zu transportieren. Je mehr rote Blutkörperchen im Blut vorhanden sind, umso mehr Sauerstoff kann das Blut aufnehmen und transportieren, und damit ist Rote Bete ein bedeutendes hilfreiches Mittel gegen »Sauerstoffmangel«. Ich betrachte Rote Bete als eines der bedeutendsten Heilmittel der Natur, und neben der wichtigen Folsäure sind auch noch viele andere wertvolle und nützliche Inhaltsstoffe, Mineralstoffe und Vitamine darin enthalten:

– Betanin
– Kalzium
– Kalium
– Magnesium
– Mangan
– Phosphor
– Jod
– Schwefel
– Natrium
– Provitamin A
– Vitamin B1, B2, B6
– Vitamin C
– Eisen
– Kupfer
– wertvolle Aminosäuren

Betanin stärkt das Immunsystem, umschließt schädliche Bakterien und Viren im Körper und macht sie unschädlich, und sie werden, ohne Schaden anzurichten, mit der Verdauung ausgeschieden, und deshalb kann Betanin auch in besonderem Maße vor Krebs schützen. Betanin und erhöhter Sauerstoffgehalt im

Blut helfen aber nicht nur Krebs zu verhindern, ich kann mir vorstellen, dass sie auch bei der Heilung von Krebs behilflich sind. Außerdem stärkt es die Leber und hilft damit, den Körper zu entgiften. Rote Bete ist Blut bildend, verdünnt das Blut und macht es flüssiger, schützt die Arterien vor Verkalkung und schützt damit nicht nur vor Schlaganfall und Herzinfarkt. Rote Bete hilft auch bei erhöhten Blutdruckwerten, denn Rote Bete hat gefäßerweiternde Wirkung. Doch muss man mit dem Einsatz nicht warten, bis Krankheiten bereits eingetreten sind, man kann sich damit auch vor vielen Krankheiten schützen, denn »Vorbeugen ist besser und leichter als Heilen«.

Doch was für viele andere Dinge gilt, das gilt auch für die Rote Bete. Zu viel des Guten ist oft wieder schlecht. Das gilt besonders für Personen, die Probleme mit Steinbildung haben, diesen ist der Verzehr von großen Mengen nicht zu empfehlen. In Roter Bete ist Oxalsäure enthalten, die Mineralstoffe bindet, doch für die heilende Wirkung sind nur kleine Mengen erforderlich.

Ich selbst trinke seit meinem 39. Lebensjahr täglich 0,1 Liter Rote-Bete-Saft und mehrere Personen aus meinem Umfeld auch schon seit vielen Jahren, und bisher ist kein Fall von Steinbildung aufgetreten. Ich habe auch keinen Arzt oder Apotheker gefragt, und ich bin froh, dass ich es nicht getan habe, möglicherweise hätte man mir das tägliche Gläschen Rote-Bete-Saft ausgeredet.

Wie Sie bereits wissen, hatte ich die schicksalhafte Begegnung mit der alten Dame, die den Krebs besiegt hatte, obwohl die Medizin sie schon aufgegeben hatte. Sie hatte daraufhin eine Naturheilkundlerin aufgesucht, und die hatte ihr den Rat gegeben: »Trinken Sie täglich ein kleines Glas Rote-Bete-Saft, darin ist ein Stoff enthalten, der Krebs verhindern und manchmal sogar heilen kann.«

Das erscheint auch unglaubwürdig, und ich muss noch mal sagen, ich will keinesfalls die Hoffnung wecken, dass Rote Bete jede Art von Krebs heilt, doch ein Versuch kann auf keinen Fall schaden. Wenn man sich jedoch intensiv mit der roten Knolle beschäftigt, dann weiß man auch viel über ihre Heilkraft, und immer wieder wird die besondere Wirkung zur Vorbeugung und Heilung von Krebs genannt. Für mich ist das auch nach-vollziehbar, Rote Bete verbessert die Sauerstoffversorgung und verhindert damit Krankheiten, warum nicht auch Krebs? Des-halb bin ich immer wieder verwundert, dass kaum ein Mensch etwas über die Heilkräfte von Roter Bete weiß, ich habe bisher jedenfalls noch keinen getroffen.

Ich sagte bereits, dass der viel zu frühe Tod meines Freundes mich seinerzeit veranlasst hat, Informationen über plötzlichen Gehirntod zu sammeln. Was mich bei diesen Nachforschungen am meisten erstaunt hat, ist die Tatsache, je reicher und wohl-habender ein Land ist, umso größer ist die Häufigkeit von Schlaganfall, Herzinfarkt und Krebs. Ich sagte aber auch, dass Sauerstoff überall auf der Welt in unbegrenzter Menge und für jeden kostenlos zu Verfügung steht, doch warum bedienen sich ausgerechnet die raffgierigen Reichen schlechter als die Armen? Die Antwort darauf lautet, je reicher ein Land, desto unnatür-licher ist die Ernährung. Je reicher ein Land, umso mehr Fleisch können sich die Menschen leisten und sie tun es auch. Je reicher ein Land, umso mehr industriell vorgefertigte Nahrungsmittel aus Dosen, Tüten und Gläsern, mit Geschmacksverstärkern und chemischen Zusätzen können sich die Menschen leisten, und sie tun es auch. In armen Ländern sind die Menschen ge-zwungen, sich natürlich zu ernähren, sie essen sehr wenig oder gar kein Fleisch, und das wird leider immer noch als Zeichen von Armut bewertet. In Wirklichkeit aber leben sie gesünder, denn mit dem Reichtum und dem wachsendem Fleischkonsum wächst auch die Größe der Kliniken.

Die Vereinigten Staaten von Amerika sind auf allen Gebieten unser Vorreiter, auch bei der falschen Ernährung haben sie einen deutlichen Vorsprung, nirgendwo wird so viel Fleisch gegessen wie in den USA. Ich kann aus Erfahrung sprechen, weil ich 1980 dort meinen Urlaub verbracht habe. Ich habe mich damals zwar noch über die 600 g Grillsteaks im Restaurant gefreut, doch schon damals fielen mir die vielen fettleibigen Menschen auf. Beim Fleischverzehr und auch bei der Fettleibigkeit haben wir tüchtig aufgeholt, und heute sieht man auch bei uns sehr viele stark übergewichtige Menschen, wenn man mit offenen Augen durch die Stadt geht, vor 30 Jahren sah man die bei uns noch gar nicht.

Inzwischen ist auch bei uns die Zahl der Übergewichtigen so groß, dass die Werbung sie sogar als Zielgruppe entdeckt hat. Es gibt inzwischen Agenturen für XXL-Models, und die Bekleidungsindustrie schaltet im Fernsehen Werbespots für XXL-Kleidung, mit fröhlich tanzenden Dicken. In der Werbung spricht man auch nicht von Über-, sondern von Wohlfühlgewicht, doch ich bin sicher, dass es nicht viele Menschen gibt, die mit großem Überwicht wirklich glücklich sind, es sei denn, sie haben einen gut dotierten Werbevertrag als XXL-Model. Immer mehr Menschen in Deutschland nehmen immer mehr zu, und das ist einer der wichtigsten Gründe, dass auch Schlaganfall und Herzinfarkt »zunehmen«.

»Sauerstoff ist Leben, Sauerstoff ist Energie.« Diese Erkenntnis findet in der Schulmedizin viel zu wenig Beachtung, nur die Sportmedizin beschäftigt sich schon seit vielen Jahren mit der Energie, die man aus Sauerstoff gewinnt. Das führte sogar zu den berüchtigten Blutdopingskandalen, die den Radrennsport zu einer Randsportart degradiert haben, und die Karriere vieler Sportmillionäre beendet hat. Dabei wird dem Sportler Blut entnommen, das mit Sauerstoff angereichert und konserviert wird, und vor schweren Belastungen, z. B. einer Tour-de-France-Etappe, dem Sportler wieder eingespritzt wird, und der profitiert den ganzen Tag von der zusätzlichen kleinen Sauerstoffmenge im Blut. Man kann durch einfache Leistungstests beweisen, dass sofort eine Verbesserung der Leistungsfähigkeit eintritt, wenn der Sauerstoffgehalt des Blutes nur wenig angehoben wird. Aus dem Grunde werden in tief gelegenen Regionen bessere Leistungen erzielt als in Höhenlagen mit geringem Sauerstoffgehalt. Auch auf Intensivstationen in Krankenhäusern wird oftmals Sauerstoff zur Lebensrettung eingesetzt.

Die Grundlage unserer Sauerstoffversorgung ist eine regelmäßige Atmung, und jeder Mensch lernt bereits im Kindesalter, dass ein Spaziergang an der frischen Luft guttut und das Denken und die Leistungsfähigkeit fördert, schon einige ruhige tiefe Atemzüge verbessern den Energiezustand. Auf keinen Fall darf man über einen längeren Zeitraum schnell und tief ein- und ausatmen, bei dieser »Hyperventilation« wird zu viel Kohlendioxyd abgeatmet, und das führt zu Verkrampfungen und Schwindelanfällen.

Mehr Bewegung ist auf jeden Fall gut für die Gesundheit, doch nicht für den Kreislauf oder das Gewicht, sondern für die Muskeln, die durch mehr Bewegung trainiert und gestärkt werden. Das weiß jeder Leistungssportler und trainiert mehrere Stunden täglich. Während der sportlichen Betätigung wird auch mehr Sauerstoff gebraucht, der Herzschlag erhöht sich

»automatisch«, um entsprechend mehr Blut durch den Körper zu pumpen, und damit wird gleichzeitig der wichtigste Muskel des Menschen trainiert und gestärkt, der Herzmuskel. Ich selbst steige auch seit ein paar Jahren täglich einige Minuten auf mein Wohnzimmerfahrrad, um meine erschlaffenden Muskeln zu stärken. Zu Anfang dachte ich dabei mehr an die Beinmuskeln, doch heute denke ich dabei zuerst an den Herzmuskel, den wichtigsten Muskel auch in meinem Körper. Wenn die Beine schlappmachen, setzt man sich hin und ruht ein wenig aus, und bald geht es wieder besser. Wenn das Herz schlappmacht, ist man tot, das Herz darf nicht schlappmachen, und deshalb ist auch Bewegung von großer Wichtigkeit, vor allem für unser Herz.

Sauerstoff stärkt auch die natürlichen körpereigenen Heilkräfte, und mit einer besseren Versorgung kann man sich vor vielen Krankheiten schützen, nur kann man die Erfolge selten sofort erkennen, oft erkennt man sie erst nach Jahren, weil man nicht krank geworden ist. Inzwischen wurde die vorbeugende Wirkung bei Krankheiten durch Sauerstoff auch bewiesen, trotzdem wird die Heilkraft des Sauerstoffs von der Medizin nur für die Behandlung und Heilung bereits eingetretener Krankheiten eingesetzt.

Bei meiner »Forschungsarbeit« bin ich auch immer wieder auf ein zweites Naturheilmittel gestoßen, das sich ebenfalls in besonderer Weise für die Kreislaufpflege empfiehlt und darüber hinaus noch viele andere heilende Wirkungen auch bei bereits eingetretenen Erkrankungen hat. Im Gegensatz zur Roten Bete kennt jeder dieses Heilmittel, und jeder weiß auch von seinen heilenden und vorbeugenden Wirkungen, doch nur wenige machen davon regelmäßig Gebrauch. Es ist das zweite Naturheilmittel, welches ich seit meinem 39. Lebensjahr täglich zu mir nehme, es ist

Knoblauch.

Auch Knoblauch gehört zu den ältesten Arzneimitteln der Welt, und wurde schon vor 4.500 Jahren für die Heilung der verschiedensten Krankheiten eingesetzt. Seit Jahrtausenden werden dem Knoblauch viele heilende Fähigkeiten zugeschrieben, doch erst im Jahr 2000 wurde Knoblauch in das Europäische Arzneimittelregister aufgenommen.

Hier ein Auszug aus der Liste der Heilwirkungen des Knoblauchs:

– Senkung des Blutzuckerspiegels
– Linderung von Zahnschmerzen
– wirkt gegen Bakterien, Viren und Pilze
– entzündungshemmend und heilend
– Stärkung des Immunsystems
– Schutz vor Gebärmutter-, Prostata-, Dickdarm- und Magenkrebs
– Therapie von Nervenkrankheiten
– Schutz vor Infektionen, die von Parasiten übertragen werden
– Vorbeugen von Arteriosklerose
– hemmend auf die Bildung von Blutgerinnseln
– Senkung des Cholesterinspiegels
– Senkung des Bluthochdrucks
– wirkt dem Alterungsprozess entgegen
– wirkt sich positiv auf Wohlbefinden und Leistungsfähigkeit aus
– schon der römische Dichter Vergil empfahl die weiße Zwiebel zur Potenzsteigerung

Schon vor 4.500 Jahren, beim Bau der Pyramiden in Ägypten, bekamen die Pyramidenarbeiter täglich eine Knoblauchration. Der Pyramidenbau gehört zu den schwersten Arbeiten, die jemals von Menschenhand ausgeführt wurden, und dazu noch bei sengender Hitze. Man schützte mit Knoblauch die schwer schuftenden Arbeiter vor Seuchen und Durchfallerkrankungen, steigerte gleichzeitig ihre Ausdauer und Leistungsfähigkeit und verlängerte damit auch ihre begrenzte Lebensdauer. Auch im Mittelalter wurde Knoblauch schon als Medizin gegen Pest und Cholera eingesetzt.

Im 19. Jahrhundert begann der Wissenschaftler Louis Pasteur mit der Erforschung der antibakteriellen Eigenschaften der Knoblauchzwiebel. In den Lazaretten des Ersten Weltkrieges von 1914 bis 1918 wurde Knoblauch tonnenweise als natürliches Antibiotikum verwendet, um Infektionen zu behandeln und Wunden zu verbinden, und auch im Zweiten Weltkrieg wurde in Lazaretten Knoblauch eingesetzt, um Wundinfektionen zu verhüten, weil kein Penicillin verfügbar war. Man nannte es deshalb auch »russisches Penicillin«.

Eine Dame erzählte mir, bei Ohrenschmerzen steckt sie eine kleine Knoblauchzehe in das Ohr und die Schmerzen sind nach kurzer Zeit wieder verschwunden. Wenn sich im Gesicht oder an anderer Stelle ein Pickel ankündigt, befestigt sie mit Hilfe eines Pflasters ein Scheibchen Knoblauch darauf, und sie kann den Pickel noch am selben Tag wieder vergessen.

Jeder von uns hat schon gehört und vielleicht auch selbst erlebt, dass in südlichen Ländern jede Mahlzeit mit reichlich Knoblauch gewürzt wird. Dort werden die Menschen alt und bleiben trotzdem gesund, und Herzinfarkt oder Schlaganfall kommen selten vor. Weil dort aber alle Menschen täglich Knoblauch verzehren, hat die bei uns so gefürchtete Knoblauchfahne keine Bedeutung, denn wegen dieser Geruchsbelästigung ist Knoblauch in Deutschland bei vielen Menschen unbeliebt. Man muss aber heute keine Knoblauchzehen mehr verzehren, es gibt Kapseln mit Extrakten der Knoblauchzwiebel, die sind magenresistent und lösen sich erst im Darm auf, wo die Heilmittel auch vom Körper übernommen werden, und man riecht davon nichts. Würde man es riechen, dann hätten sich verschiedene Leute in so vielen Jahren bei mir darüber beschwert.

Regelmäßig eingenommen hält Knoblauch das Blut fließfähig und verhindert die Bildung von Blutpfropfen, den so genannten Plaques, und verhindert damit die Verstopfung der Arterien, was vor Schlaganfall und Herzinfarkt schützt. Außerdem beugt Knoblauch der Arteriosklerose vor, hält die Adern länger geschmeidig und schützt sie damit vor Rissen und Brüchen, Knoblauch wirkt somit in ganz besonderer Weise altersbedingten Veränderungen der Arterien entgegen und hilft damit auch, die gefürchteten Gehirnblutungen zu verhindern, die oftmals auch einen Schlaganfall mit Todesfolge oder lebenslangen Behinderungen zur Folge haben.

Leider nicht in Deutschland, doch in Japan werden seit vielen Jahren wissenschaftliche Untersuchungen über Knoblauch durchgeführt und auch veröffentlicht, und alle mit besten Resultaten über die heilende Wirkung, sogar bei bereits bestehenden Gefäßverengungen. Die Japaner »verbrauchen« auch sehr viel Knoblauch, und obwohl es sich eigentlich erübrigt, sage ich es trotzdem, die Menschen in Japan haben die höchste Lebenserwartung von allen Ländern der Welt. Die Japaner haben uns früher viele Dinge nachgemacht, ich denke dabei an die ersten Autos, die aus Japan kamen, heute können wir ihnen etwas Gutes nachmachen, und wir verstoßen damit nicht einmal gegen Patentrechte.

Ich weiß bisher nur von einer wissenschaftlichen Untersuchung aus Deutschland. Eine vergleichende Untersuchung unter der Leitung eines namhaften Kardiologen belegt, dass gesunde Erwachsene, die zwei Jahre täglich ein Knoblauchpräparat eingenommen haben, eine deutlich elastischere Hauptschlagader haben als unbehandelte Studienteilnehmer der gleichen Altersgruppe. Wenn schon zwei Jahre tägliche Einnahme eines Knoblauchpräparates eine deutliche Verbesserungen des Kreislaufs bewirken, wie deutlich muss dann die Verbesserung nach 10, 20, 30 oder noch mehr Jahren sein?

Diese vorbeugende Wirkung bei der Arteriosklerose entfaltet der Knoblauch auch noch bei 60- und 80-Jährigen, mit anderen Worten, es ist nie zu spät mit einer »Knoblauchtherapie« zu beginnen! Ich selbst mache mir seit vielen Jahren keine Sorgen mehr um meine Hauptschlagader, auch nicht um andere Adern, und die Sorge um die Gesundheit meiner Katzen ist größer als die Sorge um meine eigene. Leider lehnen meine Katzen Knoblauch rigoros ab, die kann ich schon mit Gemüsezwiebeln verscheuchen, da hat Knoblauch leider keine Chance.

Außerdem verhindert das im Knoblauch enthaltene Allicin, dass Blutplättchen sich zu einem Blutpfropfen verbinden, und damit hat Knoblauch auch eine vorbeugende Wirkung gegen Thrombosen aller Art und beugt damit im wahrsten Sinne des Wortes »natürlich« gegen eine Vielzahl von Krankheiten und Gebrechen vor. Knoblauch ist mit seinen Kreislauf erhaltenden und Durchblutung fördernden Eigenschaften ein vorbeugendes Mittel gegen Arteriosklerose, Thrombose, Herzinfarkt, Schlaganfall und viele andere Krankheiten.

An dieser Stelle möchte ich auch erwähnen, unser aller Freund Johannes Heesters ist inzwischen über 106 Jahre, und auch

Jopi ist ein ausgemachter Knoblauchfan. Er trinkt sogar seit vielen Jahren täglich ein paar von seinen selbst destillierten Knoblauchschnäpsen. »Das ist einer der Gründe für mein hohes Alter«, erzählte er im Fernsehen. Ich habe eine Flasche Knoblauchschnaps nach Jopis Anleitung angesetzt, doch ich habe ihn nicht in mein Tagesprogramm aufgenommen, ich bleibe bei Kapseln und Zehen. In den letzten Jahren hat auch mein Konsum von Knoblauchzehen stark zugenommen, und an Tagen, an denen ich reichlich davon Gebrauch mache, kann ich die eine oder andere Kapsel sparen.

Das beste Beispiel für die lebensverlängernde und Krankheiten verhindernde Wirkung des Knoblauchs war die Französin Jeanne Calmet, auch diese Dame muss hier genannt werden. Sie verstarb 1998 im Alter von 122 Jahren, sie gilt als der älteste Mensch der Welt, und sie führte ihr hohes Alter darauf zurück, weil sie seit ihrer Jugend täglich drei große Knoblauchzehen verzehrte. Sie fuhr mit über 100 Jahren noch Fahrrad, und hat erst mit 118 Jahren das Rauchen eingestellt. Ihre Augen waren so schlecht geworden, dass sie sich die Zigaretten nicht mehr selbst anstecken konnte, und fremde Hilfe hat sie abgelehnt. Die drei täglichen Knoblauchzehen haben ihr auch eine zusätzliche Rente eingebracht, im Alter von 80 Jahren hat sie ihr Haus auf Leibrente mit lebenslangem Wohnrecht an einen Rechtsanwalt verkauft. Der Käufer hat 40 Jahre die Leibrente bezahlt und ist noch zwei Jahre vor ihr gestorben. Von ihr wird auch folgende Geschichte erzählt, an ihrem 120. Geburtstag fragte ein Reporter: »Werde ich Sie im nächsten Jahr wiedersehen?« Darauf sagte sie: »Warum nicht, Sie machen doch einen gesunden Eindruck.«

Auch in einem TV-Gesundheitsmagazin wurde einmal über die älteste Frau der Welt gesprochen, und der anwesende Arzt kannte ihren Namen, er wusste genau, wo sie gelebt hat und wie alt sie wurde, doch als die Moderatorin fragte, worauf man ihr hohes Alter zurückführt, sagte er: »Die Gründe dafür sind nicht bekannt, wahrscheinlich hatte sie besonders gute Gene.« Hat er tatsächlich nicht gewusst, dass sie über 100 Jahre täglich drei große Knoblauchzehen verzehrt hat, oder darf er es nicht sagen, weil die heilende Wirkung von Knoblauch nicht wissenschaftlich erwiesen ist?

Medizinisch-wissenschaftliche Gutachten werden heute überwiegend von der Pharmaindustrie finanziert, und die Pharmaindustrie kann weder mit Roter Bete noch mit Knoblauch Milliardengewinne machen. Diese Heilmittel kann notfalls jeder selbst produzieren, jeder Schrebergärtner kann Pharmaproduzent werden. Milliardengewinne kann man nur mit neu entwickelten und patentrechtlich geschützten Medikamenten machen, nur die kann man auch zu Apothekerpreisen verkaufen. Patentrechte laufen aber nach einigen Jahren ab, und Medikamente, die seit Jahrtausenden bekannt sind, kann man zum Glück nicht mehr patentieren lassen.

Bei neu entwickelten Medikamenten stellen sich auch manchmal erst nach der Markteinführung Nebenwirkungen heraus, dafür gibt es erschütternde Beispiele. Auch Tierversuche schützen nicht vor Fehlentwicklungen, weil Tiere auf die gleichen Stoffe oftmals nicht wie Menschen reagieren. Ich könnte viele Beispiele nennen, die ich durch mein Engagement gegen Tierversuche kennen gelernt habe, ich werde mich aber auf zwei Beispiele beschränken. Ein Igel kann, ohne Schaden zu nehmen, eine Menge Blausäure trinken, die eine ganze Kompanie Soldaten töten würde, und auch Contergan wurde an vielen Versuchstieren erfolgreich und ohne Nebenwirkungen getestet. Ich spiele übrigens eine Nebenrolle in dem zweiteiligen Contergan-TV-Film »Eine einzige Tablette«.

Als ich bereits mit dem Schreiben dieses Buches begonnen hatte, sprach ich nach mehreren Jahren wieder mit einem Freund, mit dem ich in jungen Jahren sehr viel gemeinsam unternommen hatte, bis er heiratete, danach sahen wir uns immer seltener. Er ist drei Jahre älter als ich, in dem Alter spricht man auch über Gesundheit, und er sagte, dass er und seine Frau niemals wirklich krank waren, dass er mit fast 70 Jahren immer noch in seinem Handwerksberuf aktiv tätig ist und dass seine Schwiegermutter mit über 90 Jahren noch mit ihnen zusammen wohnt und im Haushalt hilft. Ich fragte selbstverständlich, was sie für ihre Gesundheit tun, worauf er sagte: »Nichts Besonderes.« Als ich ihm erzählte, dass ich seit vielen Jahren täglich Knoblauchkapseln nehme, sagte er plötzlich: »Wenn das so ist, dann tun wir allerdings auch seit vielen Jahren etwas für unsere Gesundheit, meine Frau und meine Schwiegermutter verarbeiten täglich große Mengen Knoblauch in der Küche. Bei uns kommt auch nur frisches Gemüse auf den Tisch, und Fleisch sehr wenig, aber alles mit sehr viel Knoblauch. An die Gesundheit haben wir dabei weniger gedacht, in Zukunft werden wir mehr daran denken und den Knoblauch ehren.«

Während ich dieses Buch schreibe, hatte ich auch mehrere Gespräche mit einem pensionierten Schonsteinfegermeister, der mit 88 Jahren noch nicht an das Altersheim denkt. Ich durfte ihn im Februar 2009 auf einer Konzerttournee sogar persönlich kennen lernen, und als er mir erzählte, dass er seit vielen Jahren täglich zwei bis drei Knoblauchzehen verzehrt, wusste ich auch, warum er noch nicht an das Altersheim denkt. Viele Menschen haben keine Ahnung, was Knoblauch bewirkt, obwohl sie seit vielen Jahren davon profitieren, der Schornsteinfegermeister nahm Knoblauch auch nur wegen des Geschmacks.

Eine weitere herrliche Knoblauch-Geschichte konnten viele Fernsehzuschauer im Januar 2009 erleben. Wolfgang Rademann, Produzent erfolgreicher Fernsehserien wie »Schwarzwaldklinik« und »Traumschiff«, ist schon viele Jahre im Rentenalter, hat aber noch große Pläne und denkt noch lange nicht daran aufzuhören. Er saß in einer Talkrunde im Fernsehen und es wurde ein zehnjähriges Jubiläum gefeiert. Als der Moderator sagte, dass er ihn in zehn Jahren wieder einladen will, sagte Wolfgang Rademann: »Dann muss ich noch viel Knoblauch essen.«

Noch ein letztes Beispiel für die Wirkung von Knoblauch. Eine Dame, die bei mir eine CD bestellen wollte, erzählte von ihrem 70-jährigen Bruder, der niemals krank war. Als ich sagte, dass ihr Bruder sicher viel Knoblauch isst, fragte sie erstaunt: »Woher wissen Sie das?«

Das alles sind Beweise für die heilsamen, vorbeugenden und lebensverlängernden Wirkungen des Knoblauchs, und wenn jemand auch diese Beweise in Frage stellt, kann ich nur vermuten, er hat das Geld für seine Altersversorgung in Pharmaaktien angelegt.

Die Erfolge bei den Pyramidenarbeitern vor 4.500 Jahren, die Erfolge von Jeanne Calmet, Jopi, Wolfgang Rademann und anderen, die Erfolge in den Lazaretten der beiden Weltkriege und vor allem meine eigenen Erfolge sagen mir mehr über die Heilwirkung und Gesundheitsvorsorge von Knoblauch als jedes wissenschaftliche Gutachten, die es bei uns ohnehin nicht gibt und auch nicht geben wird. Im Gegensatz zu den Ärzten kann ich auch in Zukunft ohne wissenschaftliche Gutachten über Knoblauch und Rote Bete prima leben, schließlich lautet auch eine alte Volksweisheit: »Probieren geht über Studieren«, und ich liebe alte Volksweisheiten, darin steckt immer sehr viel Wahrheit.

Seit meinem 39. Lebensjahr nehme ich täglich vier Knoblauch-kapseln mit jeweils 60 mg Auszug aus frischen Knoblauchzwie-beln, und mein Blutdruck liegt unverändert in der Nähe von 120:80, eher etwas darunter als darüber. Ich glaube, noch mehr muss ich über Knoblauch nicht mehr sagen. Trotzdem möchte ich an dieser Stelle noch einmal bemerken, dass Knoblauch und Rote Bete nicht jede Krankheit verhindern oder heilen können. Krankheiten können vererbt werden und schon an-geboren sein. Man kann schon mit einem Herzklappenfehler, mit AIDS oder mit anderen Krankheiten und Fehlern auf die Welt kommen, man kann schon in der Kindheit und in der Jugend durch falsche Ernährung den Grundstein für alle mög-lichen Krankheiten legen, wenn man selbst noch gar keinen Einfluss darauf hat. Man kann sich auch auf viele verschiedene Arten infizieren, Krankheiten können auch durch schlechte Umwelt- und andere Einflüsse ausgelöst werden, und dann helfen auch Knoblauch und Rote Bete nichts, dann braucht man die Schulmedizin.

Nicht alle Menschen werden die Möglichkeiten dieser Vorsorge kennen lernen und nutzen, es wird immer nur einen kleinen Personenkreis geben, der gezielte Vorsorge betreibt. Medizin und Pharmaindustrie müssen deshalb auch nicht befürchten, dass ihnen die Kranken ausgehen, sie sollten aber ihren Beitrag dazu leisten, dass es nicht noch mehr werden, denn auch das kann ich nicht oft genug sagen, noch mehr Krankheit verkraf-tet unser Gesundheitssystem nicht, dann bricht es zusammen und die Folgen sind unvorstellbar. Bisher wird immer noch von Kostensteigerungen gesprochen, doch wenn wir Vorsorge wei-terhin vollkommen außer Acht lassen, dann wird es in absehbarer Zeit zu einer Kostenexplosion kommen, die nicht mehr mit Zuzahlungen von Versicherten oder aus Steuermitteln zu regeln ist. Wir müssen mehr vorsorgen, nur so können wir uns vor einer Riesenwelle von Herz-Kreislauf-Erkrankungen schützen, welche die Heilkosten in unbezahlbare Höhen treibt. Die Gesundheitskrise, die dann über uns hereinbricht, ist verhängnisvoller als alle Finanz- und Eurokrisen zusammen, die haben zwar viel Geld gekostet, doch die sind inzwischen überstanden und alle haben sie überlebt. Die Gesundheitskrise werden wir nicht in den Griff bekommen, und sehr viele Menschen werden sie auch nicht überleben.

Erst vor kurzer Zeit konnte man in einer wissenschaftlichen Veröffentlichung lesen:

»Sauerstoff ist Gesundheit, Sauerstoff ist Energie, und Krankheit ist generell eine Folge von Energiemangel.«

Diese Erkenntnis lässt sich erfolgreich in der Gesundheitsvorsorge einsetzen, ich selbst habe den Beweis erbracht. Ich sagte aber auch: »Vorsorgen ist preiswerter als Heilen«, und ich komme endlich auch zu den schon mehrfach erwähnten geringen Kosten dieser Vorsorge, die sich tatsächlich jeder leisten kann.

Die Kosten betragen ca. 15 Cent täglich:

6 Cent für vier Knoblauchkapseln und

9 Cent für 0,1 Liter Rote-Bete-Saft.

Das sind monatlich ca. 4,50 Euro.

Das sind Preise für Knoblauchkapseln-Eigenmarken aus dem Drogeriemarkt und für Rote-Bete-Saft aus dem Supermarkt. Wenn man auf bekannte Markenprodukte zurückgreift, kommt man auch auf 50 bis 60 Cent pro Tag, aber auch das ist »geschenkt«, wenn man sich damit den größten und wichtigsten aller Wünsche erfüllen kann, lange gute Gesundheit.

In den letzten Jahren in denen ich mich intensiv mit Gesundheit beschäftige, habe ich immer wieder gehört und gelesen, dass sehr viele ältere Menschen an Osteoporose, an mangelhafter Knochendichte leiden, was schon bei leichten Stürzen zu Knochenbrüchen führen kann. Inzwischen spricht man von Volkskrankheit Osteoporose. Im fortgeschrittenen Stadium sind sogar Sinterungsbrüche möglich, das sind Wirbelbrüche bei denen der Wirbel wegen mangelhafter Festigkeit in sich zusammensackt.

Osteoporose ist eine Folge von Vitamin D-Mangel. Wir brauchen Vitamin D um das mit der Nahrung aufgenommene Kalzium in die Knochen »einzubauen«, doch mehr als 80 % der Männer und Frauen ereichen nicht die empfohlene tägliche Vitamin D-Menge.

Weil ich Gewissheit haben wollte, ob ich selbst an Osteoporose leide, habe in einer Fachpraxis für Radiologie eine Knochendichte-Messung durchführen lassen, und die Messung ergab, dass auch bei mir eine Osteoporose vorliegt.

Weil ich sicher war dass ich mit der Nahrung ausreichend Kalzium zu mir nehme, konnte der Grund für meine Osteoporose nur Vitamin D-Mangel sein, doch wie kommt man an ausreichend Vitamin D? Bei der Suche stellte ich voller Erstaunen fest, durch Sonnenstrahlen auf der Haut kann der Körper Vitamin D selbst produzieren, doch in unseren Breitengraden ist die Sonneneinstrahlung zu gering, vor allem in den Herbst- und Wintermonaten. Außerdem meiden viele Menschen die Sonne weil sie Angst vor Hautkrebs haben.

Ich suchte also nach Lebensmitteln die Vitamin D enthalten, und wurde fündig bei fetten Seefischen wie Hering, Sardinen und Lachs. Doch um die empfohlene Vitamin D-Menge zu erreichen müsste man täglich 100 g Hering oder Lachs bzw. 200 g Sardinen verspeisen, was bei Vegetariern gar nicht in den Ernährungsplan passt.

Dann stieß ich zufällig auf Lebertran, das längst vergessene Heilmittel meiner Kindheit. An den Geschmack kann ich mich heute noch erinnern als wäre es gestern gewesen. Davon reicht ein Teelöffel (ca. 10 g) täglich für die empfohlene Vita- min D-Menge. Diesen Teelöffel habe ich 1 Jahr täglich genom- men, und eine erneute Knochendichte-Messung durchführen lassen. Das Ergebnis war überwältigend, die Werte hatten sich in einem Jahr sehr positiv entwickelt, ich habe mich daraufhin intensiv mit Lebertran beschäftigt.

Lebertran wird überwiegend in Island hergestellt, und dort fin- det man Lebertran auch in jedem Supermarkt neben der Milch. Die isländischen Männer haben die Gewohnheit, täglich »ein Schlückchen aus der Pulle« zu trinken. Die Frauen greifen lie- ber zu Lebertrankapseln, doch darin ist nur ein Bruchteil der Menge. Und dann finde ich auch noch die sensationelle Infor- mation, Island ist das einzige OECD-Land in dem Männer die gleiche Lebenserwartung haben wie Frauen, in allen anderen Ländern werden Frauen durchschnittlich 5 Jahre älter. Oder anders gesagt, Islands Männer haben die höchste Lebenser- wartung der Welt, obwohl 19 % der Männer fettleibig sind, in

Deutschland »nur« 16 %. Deshalb gehört auch das Löffelchen Lebertran zu meinem täglichen Gesundheitsprogramm, genau wie Knoblauch und Rote Bete.

In Deutschland bekommt man Lebertran nur in der Apotheke und nur auf Bestellung. Manchmal dauert es mehrere Tage weil auch der Großhändler keinen Vorrat hat, und wenn ich dann auch noch mehrere Liter bestelle, dann sieht mich an als hätte ich nach Drogen gefragt. Ich versorge jedoch mehrere Personen aus meinem Umfeld mit Lebertran, die wie ich täglich den segensreichen Löffel nehmen.

1 Liter in einem Blechkanister kostet um 10,00 € und reicht ca. 3 Monate. Die Kosten für Knoblauchkapseln, Rote Bete Saft und Lebertran betragen insgesamt ca. 7,50 € monatlich. Wenn ich dann die Ersparnisse für nicht verzehrtes Fleisch dagegen rechne, dann verdiene ich sogar an dieser Vorbeugung.

8. Kapitel

Ich muss auch noch mal auf die vegetarische Ernährung zurückkommen, und vor allem den militanten Verfechtern des Fleischverzehrs entgegentreten, die immer noch glauben, dass Fleisch stark macht und Kraft gibt. Jeder weiß, dass Spitzensportler für ihre Leistungen besonders viel Kraft und Energie brauchen, mehr als normale Menschen sich vorstellen können, und Spitzensportler sind heute ausnahmslos Vegetarier, Fleischesser haben keine Chance auf Medaillenränge, nicht einmal wenn sie gedopt sind. Jeder Weltspitzensportler hat übrigens seinen eigenen Leibarzt und seinen eigenen Ernährungsberater, und die verlassen sich nicht auf selbsternannte »Ernährungswissenschaftler« oder Aussagen der Werbung. Diese Ärzte und Berater wissen besser als jeder andere, warum ihre Schützlinge auf Fleisch verzichten müssen, wenn sie gewinnen wollen. Im Spitzensport geht es nicht mehr um Medaillen, sondern um Millionen an Gehältern, Gagen, Sponsorgeldern und Werbeeinnahmen. Dafür müssen Spitzensportler bereit sein, auf Fleisch zu verzichten, und sogar Kraftsportler schöpfen ihre überirdische Kraft aus Gemüse, Obst, Salat und Nudeln, und nicht aus Fleisch.

Hier ist eine kleine Auswahl bekannter Vegetarier aus dem internationalen Spitzensport:

Bill Pearl (Mr. Universum)
Chris Campbell (Ex-Wrestling-Weltmeister)
Murray Rose (Schwimm-Olympiasieger)
Abele Ridgely (Karate-Weltmeister)

Billie Jean King (Ex-Tennis-Nr. 1)
Robert Millar (Radrennfahrer)
Edwin Moses (Olympiasieger Laufen)
Martina Navratilova (Ex-Tennis-Nr. 1)
Paavo Nurmi (Olympiasieger aller Langstrecken)
Dave Scott (fünffacher Weltmeister Triathlon)
Cory Everson (Bodybuilderin, sechs Mal Miss Olympia)
Li Ning (sechsfache Siegerin Turnweltcup)
Boris Becker (Ex-Tennis-Nr. 1)
Carl Lewis (Olympiasiege und Weltrekorde 100 m, 200 m, Weitsprung)
Michael Phelps (acht Goldmedaillen 2008 in Peking)

Bei den Olympischen Spielen 2008 in Peking wurde der US-Schwimmer Michael Phelps mit acht Goldmedaillen als der erfolgreichste Sportler aller Zeiten gefeiert. Unter anderem wurde über seine Ernährung gesagt, dass er für sein ungeheures Trainingsprogramm täglich Lebensmittel mit 8.000 Kilokalorien braucht, der normale Mensch braucht ca. 1.200 Kilokalorien, und Fleisch ist schon lange von seinem Super-Power-Ernährungsplan gestrichen. Darum ist es auch nicht verwunderlich, dass inzwischen die Mehrzahl der Vegetarier Sportler sind, vor allem Spitzensportler, und die wissen genau warum.

Auch die für eine geregelte Verdauung wichtigen Faserstoffe sind nur in pflanzlichen Lebensmitteln enthalten, sie dehnen sich durch Flüssigkeitsaufnahme und vergrößern den Darminhalt, und die Darmpassage wird beschleunigt. Unser Darm ist für die Verdauung von Fleisch nicht geeignet, weil er viel zu lang ist. Fleisch verweilt viel zu lange im Darm, und Schadstoffe durch Fäulnis wirken deshalb viel zu lange auf die Darmwände ein, die Folge ist eine Zunahme von Erkrankungen des Verdauungstrakts und von Darmkrebs. Durch den Verzehr pflanzlicher Lebensmittel leiden Vegetarier selten an diesen Krankheiten, und Darmkrebs, inzwischen die häufigste Krebsart mit Todesfolge, kommt bei Vegetariern so gut wie gar nicht vor. Vegetarier haben auch Frieden mit Hämorrhoiden, fast jeder Zweite soll inzwischen davon betroffen sein. Diese »Volkskrankheit« entsteht durch Pressen beim Stuhlgang, und ich kann Ihnen versichern, bei vegetarischer Ernährung gibt es nichts zu pressen, da geht alles wie geschmiert. Ich weiß das so genau, weil ich es seit Mai 2000 täglich selbst erlebe. Aber täglich erlebe ich auch die Werbung für »Mittel gegen Verstopfung« und »sanfte Regulierung des Stuhlgangs« im Fernsehen, Verstopfung muss demnach auch schon zu den Volkskrankheiten gehören, sonst würden die Hersteller nicht täglich Hunderttausende für die Werbung ausgeben. Noch ein letztes Wort zur Verdauung ganz unter uns. Als ich noch zu den Fleischverzehrern gehörte, haben meine Pupse nicht nur ekelhaft gestunken, die brannten sogar in den Augen, schließlich waren es Gase, die durch faulendes Fleisch erzeugt wurden. Auch die Toilette konnte man nach meinem Geschäft lange nicht benutzen. Seit ich Vegetarier bin, kann man meine Pupse nicht mehr riechen, man kann sie nur noch hören, und auch die Toilette kann sofort wieder benutzt werden.

Dass Vegetarier aber nicht nur gesünder und leistungsfähiger sind, sondern auch jünger und besser aussehen, das machen sich vor allem Schauspielerinnen und Schauspieler sowie Stars aus der Musikbranche zu Nutze, die haben immer schon besonderen Wert auf gutes und jugendliches Aussehen gelegt. Auch diese oft sehr reichen Menschen müssen nicht wegen Geldmangel auf Fleisch verzichten, sondern weil es für ihren Beruf unbezahlbare Vorteile bringt. In diesen Kreisen erfreut sich die vegetarische Ernährung seit vielen Jahren immer größerer Beliebtheit. Auch prominente Stars, die im Fernsehen Werbung für Cremes gegen Falten machen, verdanken ihr jugendliches Aussehen der vegetarischen Ernährung. Zu denen gehört z. B. Jane Fonda, sie ist 73 Jahre alt und sieht aus wie 55, und ist seit vielen Jahren Vegetarierin.

Raquel Welsh, war eines der großen Sexsymbole der 60er und 70er Jahre, und sie sah mit 60 Jahren besser und jünger aus als andere Frauen mit 40. Auch sie wurde oft gefragt, was sie dafür getan hat, und immer war ihre Antwort: »Ich esse Unmengen Obst und gedünstetes Gemüse, und kein Fleisch«, und sie hat zusammen mit Jane Fonda die Welle der vegetarischen Ernährung in Hollywood ausgelöst. Ich selbst bin leider viel zu spät auf die vegetarische Ernährung aufmerksam geworden, und darum muss ich noch mal sagen, es ist nie zu früh, aber auch nie zu spät, auch mit 80 lohnt es sich noch, damit zu beginnen.

Auch hier eine Auswahl bekannter Stars aus Film, Fernsehen und Musik, die sich öffentlich zur vegetarischen Ernährung bekannt haben. In diesen Kreisen »isst« man heute selbstverständlich vegetarisch, und nirgendwo auf der Welt gibt es so viele vegetarische Restaurants bzw. Restaurants mit reichem vegetarischem Angebot wie am Hollywood Boulevard, das ist die Straße, wo die Sterne in den Bürgersteig eingelegt sind.

Hier eine Auswahl vegetarischer Promis:

Raquel Welch
Jane Fonda
Pamela Anderson
Nadja Auermann

Gwyneth Paltrow
Prince
Alec Baldwin
Penelope Cruz
Leonardo di Caprio
Kate Winslet
Cameron Diaz
Richard Gere
Dustin Hoffmann
Steve Martin
Nena
Bill und Tom Kaulitz
Thomas D.
Stefanie Hertel
Keanu Reeves
Lil Dagover
Daryl Hannah
Drew Barrymore
Kim Basinger
Bryan Adams
Nastassja Kinski
Jean-Claude van Damme
Sarah Connor
Barry Gibb
Robin Gibb
Paul McCartney
John Lennon
George Harrison
Ringo Starr
Justin Timberlake

Bob Dylan
Bob Marley
Demi Moore
Boy George
Paul Newman
Brad Pitt
Robert Redford
Peter Sellers
Brigitte Bardot
Claudia Cardinale
O. W. Fischer
und selbstverständlich »Pretty Woman« Julia Roberts,

die sagt sogar im Film, dass sie Vegetarierin ist.

Paul Newman nahm noch im hohen Alter erfolgreich an berühmten Langstrecken-Autorennen teil, mit 70 Jahren war er noch Mitglied im Siegerteam des »24-Stunden-Rennens von Daytona«. Auch diese Liste ließe sich endlos lange fortsetzen, und Spitzensportler wie Promis sind nicht unbedingt aus Tierschutzgründen Vegetarier geworden, sondern weil sie wissen, dass man ohne Fleisch nicht nur gesünder, leistungsfähiger und stärker ist, man bleibt auch länger jung und schön.

Aber nicht erst heute, auch schon früher gab es Vegetarier, denen es nicht unbedingt an Geld mangelte, ich möchte hier einige der berühmtesten Namen nennen:

Pythagoras
Leonardo da Vinci
Albert Einstein

Albert Schweitzer
Wilhelm Busch
Sokrates
Franz Kafka
Leo Tolstoi
George Washington
Benjamin Franklin
Richard Wagner
Galileo
Thomas Alva Edison (Erfinder der Glühbirne, insgesamt
2.000 Patente)

Ich hatte auch eine Begegnung mit einer Vegetarierin, die ich
nicht vergessen werde. Ich war als Künstler zu einer Tierschutzveranstaltung in Norddeutschland eingeladen, und eine Dame
vom Tierschutzverein fragte mich nach meinen Alter. Als ich
sagte, dass ich 59 bin sagte sie: »Dann sind Sie ja doch noch
jünger als ich.« Ich wollte es nicht glauben, sie war tatsächlich
63 Jahre alt, ich hätte sie auf Anfang 50 geschätzt und ich
war nicht überrascht, als sie sagte, dass sie seit ihrer Kindheit
aus Liebe zu den Tieren Vegetarierin ist. Also immer daran
denken, Fleisch erhöht das Risiko für Krankheiten wie Krebs,
Schlaganfall, Herzinfarkt, Gicht und vieles andere mehr, und
alt und dick macht es auch noch.

Auch der weltweite Klimawandel und der Hunger in der Welt
haben viel mit unserer falschen Ernährung zu tun. Täglich
werden riesige Waldflächen gerodet, um Weideflächen und
Anbauflächen für Futtermittel zu schaffen. Die Hälfte der glo-
balen Getreideernte wird an Schlachtvieh verfüttert, um 1 kg
Fleisch zu »produzieren«, müssen ca. 12 kg Getreide verfüttert
werden. Der weltweite Schlachtviehbestand stößt auch mehr

gefährliche Treibhausgase aus als der Automobilbestand. Man kann also mit Überzeugung behaupten, Menschen, die sich vegetarisch ernähren, tragen auch einen beachtlichen Teil zum Umweltschutz bei und helfen außerdem noch, den Hunger in der Welt zu verringern.

Wer sich noch nicht mit vegetarischer Ernährung beschäftigt hat, kann sich auch nicht vorstellen, welche kulinarischen Genüsse die vegetarische Küche bietet. Man sagt sogar, dass der Küchenzettel der Vegetarier abwechslungsreicher ist als der Küchenzettel Fleisch essender Mitbürger, das kann ich nur bestätigen. Schon bald vermisst man kein Fleisch mehr und hat auch kein Verlangen mehr danach, und wenn sich die ersten sichtbaren und spürbaren wunderbaren Erfolge einstellen, dann hat man nur noch Mitleid mit den »Ungläubigen« und »Unwissenden«, denn sie wissen nicht, was sie tun. Die Menschen wären gesünder und schöner, unser Klima wäre besser, und Tieren bliebe viel Leid erspart, wenn die Menschen sich an die Weisung ihres Schöpfers halten würden.

Bei guter Gesundheit wird gratuliert und weiterhin Glück gewünscht, niemals hat mich jemand gefragt, ob ich etwas dafür getan habe. Gutes Aussehen ist für viele Menschen wichtiger, jung und gut aussehende Menschen werden deshalb oft nach ihrem »Rezept« gefragt, doch immer sind es die falschen Fragen, z. B.: »Welche Tages- und Nachtcreme benutzen Sie?« Gäbe es Cremes, die Falten beseitigen, dann hätte kaum ein Mensch Falten. Im Werbefernsehen werden inzwischen Trickfilme gezeigt, wie Cremes die Falten von innen aufpolstern und von außen glätten, andere beseitigen Cellulite und straffen den ganzen Körper, doch bis heute hat noch kein Mensch seine Falten mit Cremes aufgepolstert, dafür muss man weiterhin Tausende beim Schönheitschirurgen hinblättern. Mit natürlicher

Ernährung kann man sie jedoch lange Zeit hinausschieben, und dafür muss man gar nichts hinblättern, im Gegenteil, man bekommt noch Geld dazu, die gesunde Ernährung ist auch noch preiswerter als die ungesunde.

Eine Lösung wäre, Fleischverzehr zu verbieten, doch das wird sich nicht durchsetzen lassen. Eine andere Möglichkeit wäre, eine Fleischsteuer zu erheben, wie bei Zigaretten und Alkohol. Das brächte nicht nur viel Geld in die leeren Kassen, es würde vor allem die Gesundheit der Geringverdiener verbessern. Wer trotzdem nicht auf Fleisch verzichten will und sich das teure Fleisch leisten kann, der soll es auch essen und krank werden, der hat auch Geld für teure medizinische Versorgung und Medikamente.

Auch noch einige Sätze zur so genannten »Überalterung« in Deutschland. Die Lebenserwartung ist in den letzten 100 Jahren um 30 Jahre gestiegen, jeder Grundschüler kann also ausrechnen, in den nächsten 100 Jahren wird sie wieder um 30 Jahre steigen. Genau so rechnen Wissenschaftler, die sich mit demografischer Forschung beschäftigen, und genau so rechnen Autoren, die heute schon über den »Krieg der Generationen« schreiben.

Der Anteil der Rentner liegt heute bei 20 %, in 20 Jahren soll er bereits 30 % betragen und soll weiter steigen, so rechnen Demografen. Inzwischen machen sich schon Auszubildende Sorgen um ihre Rente, weil die nicht mehr von der Rentenversicherung finanziert werden kann, wenn sie selbst im Rentenalter sind. Ich kann den jungen Menschen diese Angst nehmen, das Problem der »Überalterung« wird sich in den nächsten Jahrzehnten von selbst auflösen.

Die Kranken sind immer jünger, wir haben erstmals eine Generation von Kindern, deren gesundheitlicher Zustand schlechter ist als bei der vorangegangenen Generation. Die heutigen »Alten« die 80, 90 oder 100 Jahre alt sind, haben den überwiegenden Teil ihres Lebens gesund gelebt und sich gesund ernährt. Diese Menschen haben in ihrer Kindheit und Jugend, und teils noch viele Jahre danach, sehr wenig und oder gar kein Fleisch gegessen, und das wenige Fleisch war auch nicht mit Medikamenten, Antibiotika, Wachstumshormonen und Masthilfen angereichert. Früher bekamen Schweine die kleinen Kartoffeln, die man im Handel nicht verkaufen konnte, man nannte sie auch »Schweinekartoffeln«. Ich weiß es aus meiner Schulzeit, wir haben jedes Jahr in den Kartoffelferien beim Bauern Kartoffeln gelesen, und abends durften wir eine Tasche oder einen Rucksack voll Schweinekartoffeln mit nach Hause nehmen.

Rinder waren im Sommer auf der Weide und fraßen Gras, im Winter waren sie im Stall und bekamen Heu und nichts anderes. Außerdem haben die heutigen »Alten« die meisten Jahre ihres Lebens Obst, Gemüse und Salat gegessen, das von Pestiziden, Pflanzenschutzmitteln und Schädlingsbekämpfungsmitteln unbelastet war. Früher kam in Gemüsesuppe Gemüse, Wasser, Salz, Pfeffer und Maggi. Heute sind in Tüten- und Dosensuppen Geschmacksverstärker, Mononatriumglutamat, Inosinat, Guanylat, Milchzucker. Pflanzliche Würze, Aroma (enthält Lactose), und ein Dutzend weitere Chemikalien. Lesen Sie einmal das Kleingedruckte auf der Rückseite der Verpackungen. Außerdem leben die »Alten« auch heute noch gesünder als die »Jungen«, sie kaufen auch heute noch frisches Obst und Gemüse und keine Fertiggerichte aus Konserven und Tüten, von Fastfood, Zuckerriegeln und süßen Getränken ganz zu schweigen, die wissen gar nicht, was das ist.

Auch noch in meiner Kindheit und Jugend gab es sonntags Fleisch, und das wurde auch noch sorgfältig auf die Anzahl der Personen aufgeteilt, niemals wurde eine Platte herumgereicht und gefragt: »Wer möchte noch ein Kotelett, die drei müssen auch noch weg.« Das gab es nur beim Kartoffellesen auf dem Bauernhof, hier gab es die größten Koteletts meiner Kindheit, und man konnte sogar nachbestellen. In meinem Geburtsort, einer Kleinstadt im Sauerland, waren auch (fast) alle Kinder rank, schlank, kräftig und kerngesund, und das Wort Allergie war noch gar nicht bekannt. Erst heute weiß ich, warum der Metzger, seine Frau und seine beiden Kinder zu den wenigen »Dicken« in der Stadt gehörten, das war kein genetischer Zufall, in der Metzgerfamilie gab es schon damals morgens Wurst und Schinken, und mittags und abends Fleisch. Auch sonst waren nur wohlhabende Geschäftsleute »stattlich«, so nannte man die Dicken, nur Wohlhabende waren stattlich, weil sie sich damals schon täglich Fleisch erlauben konnten.

Heute ist jedes zweite Kind übergewichtig, jedes vierte ist fettleibig, und es werden immer mehr. Die Normalgewichtigen ernähren sich aber auch nicht unbedingt gesund, das ist heutzutage auch fast unmöglich. Durch die tägliche »Einnahme« von Antibiotika mit jedem Schnitzel und mit jeder Scheibe Wurst oder Schinken, werden die natürlichen körpereigenen Abwehrkräfte geschwächt und irgendwann ganz ausgeschaltet. Dazu kommt noch übertriebene Hygiene, was ebenfalls die natürlichen Abwehrkräfte schwächt, über künstliche Düfte, die im Fernsehen beworben werden, will ich mich jetzt nicht auch noch auslassen. Die Folge ist, jedes Kind hat heute verschiedene Allergien.

Am 18. September 2007 lautete der »Spruch des Tages« eines großen deutschen Radiosenders: »In meiner Kindheit wurden wir am Samstag gebadet und wir waren gesund. Heute werden die Kinder dreimal täglich geduscht, und leiden an acht verschiedenen Allergien.« Der Spruch ist übrigens von mir. Inzwischen war der »Spruch des Tages« schon 22-mal von mir.

In einer Zeitschrift Ausgabe Januar 2010 fand ich folgende Meldung: »Jedes zweite 2007 in Deutschland geborene Kind wird voraussichtlich mindestens 102 Jahre alt.« (Quelle: Max-Planck-Institut für demografische Forschung, Rostock) Auch dieses Institut hat die Zeichen der Zeit noch nicht erkannt, auch die können rechnen nur. Die heutigen Kinder und Jugendlichen müssen keine Überalterung mehr befürchten, ich befürchte sogar, dass jedes zweite 2007 in Deutschland geborene Kind nicht einmal das gesetzliche Rentenalter von 67 Jahren erreichen wird, wenn nicht bald ein Umdenkprozess stattfindet. Wir schreiben das Jahr 2010 und ich nehme Wetten entgegen, spätestens im Jahr 2015 wird vom statistischen Bundesamt ein Rückgang der Lebenserwartung in Deutschland gemeldet, wahrscheinlich sogar schon früher.

Ich habe einmal im Supermarkt an der Fleisch-Kühltheke eine junge Mutter gefragt, ob sie sich vorstellen kann, ihr Kind ohne Fleisch großzuziehen. Sie hat mich entsetzt angesehen, als trachte ich ihrem Kind nach dem Leben, und sie sagte auch: »Wie soll ein Kind ohne Fleisch groß und stark werden?« Hier hat die Werbung gute Arbeit geleistet, doch ich bin erschüttert über diese Unwissenheit, denn diese junge Frau ist mit ihrer Meinung nicht allein, sie gehört zur großen Mehrzahl der Mütter, die genauso denkt.

Ich möchte auch noch mal auf Zucker zurückkommen, auch der gehört zu den »Dick- und Krankmachern«. Ich sagte schon, dass ich selbst seit Januar 2000 weitestgehend auf Zucker und zuckerhaltige Lebensmittel verzichte, doch jeder Deutsche verspeist im Jahr durchschnittlich 36 kg Haushaltszucker. Davon kommen nur 6 kg aus der Zuckertüte, die restlichen 30 kg nehmen wir als versteckten Zucker über Süßwaren, Getränke, Backwaren, Milcherzeugnisse, Pudding, Fruchtjoghurt, eingelegte Gurken, Konserven, Suppen, Soßen, Salatdressing, Ketchup, Fertiggerichte, Müsli und viele andere industriell gefertigte Lebensmittel zu uns. Auf Zuckerstücke umgerechnet verspeist jeder Deutsche durchschnittlich 33 Stücke pro Tag, manche weniger oder gar keine, andere dafür noch viel mehr.

In meiner Kindheit gab es Zucker in Backwaren und Süßspeisen, doch in den Nachkriegsjahren war für Süßigkeiten, Schokolade und Limonade kein Geld da, und Fruchtjoghurt, Kinderriegel, Müsli und Energiedrinks waren noch nicht erfunden. Dafür waren wir schlank, kräftig und kerngesund. Der einzige Kinderarzt der Stadt musste Kinder versorgen, die beim Radfahren oder Schlittenfahren gestürzt, beim Apfeldiebstahl vom Baum gefallen waren oder sich beim Schnitzen fast den Finger abgeschnitten hatten, alles ist mir selbst passiert.

Die Frage, ob der Mensch Zucker braucht, kann man nur mit nein beantworten. Der Mensch braucht Kohlehydrate aus Getreide oder Kartoffeln für den Energiebedarf, Gehirn und die Muskeln brauchen Kohlehydrate, damit sie gut funktionieren, aber nicht den weißen Haushaltszucker, der macht nur dick, krank und süchtig nach mehr. Der Mensch hat oft Lust auf etwas Süßes, damit sollen Glückshormone aktiviert werden, was wiederum Wohlgefühle hervorruft. Ich habe jedoch festgestellt, diese Glücksgefühle erzielt man auch mit Fruchtzucker, Trockenfrüchten oder auch mit Süßungsmitteln. Weißer Zucker enthält weder Vitamine noch Mineral- oder Ballaststoffe, im Gegensatz zu Obst, er fördert jedoch Übergewicht, was schon bei Kindern zu Herz-Kreislauf-Erkrankungen führt. Außerdem schadet Zucker mehr als alle anderen Lebensmittel den Zähnen. Die Bakterien im Mund verwenden Zucker als Nahrung und bilden daraus Säuren, die den harten Zahnschmelz angreifen.

Die besten Alternativen sind frisches Obst und Trockenfrüchte. Es gibt auch Süßigkeiten, Schokolade, Pralinen, Gebäck und Kuchen ohne Zucker, sie enthalten Zuckeraustauschstoffe oder Fruchtzucker und werden als Light-, Diät- oder Diabetikerprodukte angeboten. Leider liegen sie im Preis über den Zuckerprodukten, doch den höheren Preis kann man ausgleichen, indem man weniger isst. Außerdem würden zuckerfreie Produkte preiswerter angeboten, wenn Verbraucher die zuckerhaltigen in den Regalen liegen lassen. Genau wie Zucker regt aber auch Süßstoff oder Fruchtzucker den Appetit an, man muss sich auch dabei unter Kontrolle haben und nein sagen können.

In letzter Zeit lese ich immer öfter von »Stevia« einer Pflanze aus Paraguay mit sehr hoher Süßkraft. Daraus hergestellte »natürliche« Süßungsmittel schonen die Zähne und machen nicht dick. In Japan und China wird es schon länger verwendet, in Paraguay schon seit Generationen, doch in Europa ist es noch nicht zugelassen, weil Langzeitstudien fehlen. Wieso ist dann Zucker in Europa zugelassen? Langzeitstudien über Schäden durch Zucker müssten ausreichend vorhanden sein, doch bei einem Zuckerverbrauch von ca. 2.700.000 (i. W. zweimillionensiebenhunderttausend) Tonnen jährlich in Deutschland hat die Zuckerlobby bei der Zulassung von neuen Süßungsmitteln ein gewichtiges Wort mitzureden.

Ich empfehle Bäckern, Konditoren, Süßwarenherstellern, Nahrungsmittelherstellern und Getränkeherstellern, bei ihrer Fertigung mehr auf zuckerfreie Süßungsmittel zurückzugreifen. Coca-Cola macht es seit Jahren vor, die sind schon mächtig in dieses Geschäft eingestiegen, und Cola ohne kostet nicht mehr als mit Zucker, und Coca-Cola ist nicht so groß geworden, weil man alles falsch macht. Warum sind Früchte in Gläsern und Dosen grundsätzlich gezuckert? Oft sind sie ekelhaft süß, und wer es so süß mag, kann auch nachsüßen. Wer hier entsprechende ehrliche Sortimente anbietet, kann zusätzliche Geschäfte machen.

Übrigens müssen die Zuckerrübenbauern keine finanziellen Einbußen befürchten, die Hersteller von Biokraftstoff und Biogas werden sich um die frei gewordenen Zuckerrüben prügeln und sich mit den Preisen gegenseitig überbieten, denn Zuckerrüben sind der beste und ergiebigste »Rohstoff« für Biokraftstoffe. Auch die Zuckerhersteller sollten frühzeitig auf Kraftstoff umsteigen, der hat mehr Zukunft als Zucker. Die Ölpreise werden in absehbarer Zeit explodieren, weil Erdöl knapp wird, u. a. weil Tiefseebohrungen nach dem nächsten Vorfall verboten werden, und der wird bald passieren Die Zuckerfabriken heißen sogar schon Raffinerien, dann gibt es demnächst statt Kölner Zucker »Kölner Super«, und statt Südzucker gibt es dann »Südgas«. Außerdem kann man auch mit dem Anbau von Roter Bete und Knoblauch in Zukunft mehr verdienen als mit dem Anbau von Zuckerrüben oder der Aufzucht von Schlachtvieh, denn die Heilkraft der Roten Rübe und der weißen Zwiebel wird sich immer mehr herumsprechen, ich werde fleißig daran mitarbeiten, und dann wird auch die Nachfrage steigen, und mit Sicherheit auch die Preise.

9. Kapitel

Ich habe inzwischen schon mehrfach meine Katzen erwähnt, und meinen Katzen habe ich nicht nur Glück, Lebensfreude und Gesundheit, sondern auch noch im hohen Alter eine erstaunliche Karriere in der Musikbranche zu verdanken, vor allem meinem Schätzchen Kater Nicki, der leider schon seit dem 4. Juli 2000 im Katzenhimmel ist. Ich hatte mit Musik nichts zu tun, doch Nicki hat schlafende Talente in mir geweckt und einen erfolgreichen Texter, Komponisten, Sänger und Musikproduzenten aus mir gemacht. Mein erster Titel »Mein kleiner Kater Nicki« ist der meistgewünschte Titel aller Zeiten bei einem der meistgehörten Radiosender Deutschlands. Die CD »Mein kleiner Kater Nicki« war 2004 mehrere Monate in den Charts und erreichte den Top-5-Platz, obwohl ich die CD selbst produziert und kein Management und keine Plattenfirma im Rücken hatte, was lt. Experten der Musikbranche nicht möglich ist.

Ohne meinen Kater Nicki wäre ich auch niemals Tierfreund, Tierschützer und Vegetarier geworden. Ich würde immer noch viel Fleisch in mich hineinstopfen, und nicht 90, sondern 150 kg auf die Waage bringen. Dieses Gewicht hatte auch mein ältester Bruder, als er im Alter von 64 Jahren an Herz-Kreislauf-Versagen gestorben ist. Auch das Rauchen habe ich aus Liebe zu meinen Katzen eingestellt, ich hätte sonst keinen Grund gefunden, die Qualmerei zu beenden. Selbst meine Mutter konnte mich trotz ständiger Bemühungen nicht davon abbringen, eine Katze hat das »Unmögliche« geschafft.

Ich saß am Schreibtisch und rauchte wie immer, und ohne böse Absicht blies ich meinem Kätzchen Joy eine Qualmwolke ins Gesicht. Sie ergriff daraufhin die Flucht, als würde ihr Leben bedroht und war lange verschwunden. In diesem Moment wusste ich, das werde ich meinen Kätzchen nie wieder antun, das war meine letzte Zigarette, und zwar für immer, und wenn ich sage für immer, dann meine ich auch für immer. Ich habe die Kippe ausgedrückt und den Vorrat in der angebrochenen Packung vernichtet, das war im September 2003, und seitdem habe ich nie wieder einen Zug gemacht. Ich rauchte übrigens seit meinem 15. Lebensjahr, und schon in der Jugend war ich auf »Schwarze ohne Filter« umgestiegen, denn harte Männer rauchen Schwarze und ohne Filter, und in den letzten 20 Raucherjahren zog ich davon täglich zwei große Packungen durch die Lunge. Ich muss kein Wort über die Risiken des Rauchens verlieren, die kann man auf jeder Zigarettenpackung nachlesen. Ich musste aber gleichzeitig auch meinen beachtlichen Alkoholkonsum einstellen, weil ich genau wusste, wenn ich weiter »saufe«, werde ich auch weiter »qualmen«. Also habe ich gleichzeitig auch damit aufgehört und nie wieder angefangen, so habe ich dank Kätzchen Joy gleichzeitig zwei sehr schlechte Gewohnheiten für alle Zeiten abgelegt.

Dass ich überhaupt ein Tierfreund, vor allem ein ausgemachter Katzenfreund wurde, verdanke ich ebenfalls einem Zufall. Wir schrieben das Jahr 1994 und ich lebte das trostlose Leben eines an der Wirklichkeit gescheiterten 51-Jährigen. Ein paar Jahre vorher hatte ich durch Spekulationen ein beachtliches Vermögen verloren, weil ich damals noch von der Vorstellung gefangen war, dass viel Geld nicht nur beruhigt, sondern auch glücklich macht. Wie ich heute weiß, war das der größte Irrtum meines Lebens. Ich beneide schon lange nicht mehr die Reichen, denn wer sich alles leisten kann, hat keine wirkliche Freude an den teuren Dingen, weil die Yacht des Nachbarn 2 m länger ist. An kleinen Dingen hat man überhaupt keine Freude mehr.

Außerdem lebt man in ständiger Angst vor Raub, Einbruch, Diebstahl, Erpressung, Kidnapping und vor dem Finanzamt und ist außerdem ständig von falschen Freunden umgeben. Ich spreche aus Erfahrung, ich war schon in jungen Jahren sehr erfolgreich und vermögend, und hatte viele »sehr gute Freunde«. Als ich alles verloren hatte, vom schnellsten und teuersten Sportwagen der Welt auf einen gebrauchten Kleinwagen umsteigen und aus einer 500-qm-Luxusvilla in eine 36-qm-Wohnung umziehen musste, da wusste ich auch, was die Menschen mit dem Begriff Freundschaft verbinden, der Erdboden hatte sie alle verschluckt. Auch die täglichen Schwüre der Verlobten, dass sie mich mehr liebt als alles andere auf der Welt, stellten sich als Meineid heraus, doch zum Glück musste ich sie auch nicht länger ertragen. Einzig meine Mutter hatte an ihrer Liebe zu mir keine Abstriche gemacht.

Mit dieser Situation bin ich in bester Gesellschaft, immer wieder liest und hört man von erfolgreichen Menschen mit ähnlichem Schicksal, sehr reich und plötzlich arm. Viele sind aus der Musikbranche, weil man da mit etwas Glück schnell reich werden kann. Ich möchte aber nur von einem Mann erzählen, den alle Leser kennen, doch nur wenige kennen sein wahres Schicksal, ich meine den weltberühmten Startenor Peter Hoffmann. Er besaß ein Millionenvermögen, wohnte in einem aufwendig renovierten Schloss, fuhr Rolls-Royce und Bentley und hatte edle Reitpferde im Stall. Ich bin sicher, er hatte auch viele »sehr gute Freunde«, und einige von ihnen haben durch ihn auch ein Vermögen gemacht. Dann wurde Peter Hoffmann von der Parkinson-Krankheit befallen und konnte nicht mehr auftreten, und nicht nur Frau und Kind, auch alle guten Freunde haben ihn verlassen, einige nachdem sie noch mal abkassiert hatten. Ich mache es kurz, Peter Hoffmann wohnt heute mit 600 Euro Künstlerrente in einer kleinen Sozialwohnung und muss beim Sozialamt betteln, um leben zu können. Die Geschichte von Peter Hoffmann sollte alle reichen Menschen über ihre »guten Freunde« nachdenken lassen.

Ich war nach meiner Pleite kein Sozialfall, ich war auch nicht krank und machte noch einen Job, der mich ernährte, doch ich war allein und ohne Perspektiven und hatte nur noch Saufkumpane, mit denen ich abends zusammen in der Kneipe hockte. An einem Abend im August 1994 kam ich spät nach Hause, als ein winzig kleines schwarz-weißes Kätzchen vor meiner Haustür saß, und die Angst in den leuchtenden grünen Augen konnte man deutlich sehen. Ich habe das Kätzchen mit ins Haus genommen und gefüttert, und ich hatte mir schon überlegt, dass ich es am nächsten Morgen ins Tierheim bringe. Nachdem das Kätzchen über eine Portion Thunfisch hergefallen war, als hätte der Kohldampf schon weh getan, nahm ich es mit in den Fernsehsessel und streichelte sein zerzaustes Fell glatt, dafür leckte das Kätzchen mir die Hand, und zum ersten Mal im Leben hörte ich das leise Schnurren einer Katze.

15 Minuten sind ein Nichts in der Ewigkeit, doch 15 Minuten können ein Leben vollkommen verändern, mir war es widerfahren. Nach 15 Minuten mit dem Kätzchen im Sessel hatte ich den Gedanken an das Tierheim aus meinem Gehirn gestrichen Ich wusste, dass dieses Kätzchen ein Zuhause gefunden hat und dass ich fortan mit ihm zusammenleben werde, und das war die zweitbeste Entscheidung meines Lebens. Selbst die schreckliche Pleite stellte sich nachträglich als Glücksfall heraus, denn ohne die Pleite hätte ich meinen wunderbaren kleinen Nicki niemals getroffen, und was sich daraus alles entwickelt hat, wissen Sie bereits. Viele Millionen kennen inzwischen das Lied »Mein kleiner Kater Nicki« aus dem Radio, aus großen TV-Musikshows, von Life-Konzerten in vielen Konzerthallen

und von vielen Tierschutzveranstaltungen. Während ich das Buch schreibe, bin ich wieder auf einer Tournee durch 38 Konzerthallen, und alles verdanke ich einem kleinen Kater namens Nicki. Die CD »Mein kleiner Kater Nicki« ist immer noch im Handel erhältlich, und dieser »Kultschlager« wird immer noch im Radio gespielt.

Ich möchte deshalb allen Menschen, die allein und einsam sind, empfehlen, holen Sie ein Kätzchen aus dem Tierheim und warten Sie nicht, bis es vor der Haustür sitzt. Sie können auch einen Hund holen, die sitzen auch nur ganz selten vor der Haustür. Ich kann zwar nicht versprechen, dass jeder anschließend eine Karriere als Schlagerstar macht, doch die Zuneigung und Liebe eines Tieres zu seinem Menschen ist wunderbar, eine Katze oder Hund liebt Frauchen oder Herrchen unbeschadet aller Äußerlichkeiten wie Reichtum, Armut, Schönheit, Gesundheit, Ansehen oder Herkunft, und außer der eigenen Mutter tut das kein Mensch auf Erden. Ich kann deshalb jedem Glück und Freude versprechen, und das fehlt sehr vielen Menschen, oft noch mehr als Geld. Das haben mir auch viele Menschen bestätigt, die einsam und allein waren, die auf meine Empfehlung ein Kätzchen aus dem Tierheim geholt haben und jetzt wieder glücklich sind. Übrigens heißen alle Nicki, egal ob Kater oder Kätzchen, schließlich gibt es auch prominente Frauen und Männer, die Nicki heißen.

Ein Tier ist außerdem für die Gesundheit des Menschen sehr förderlich, in den USA hat man wissenschaftlich erwiesen, eine Katze verringert das Risiko eines Herzinfarkts um 40 %, und viele Menschen sterben an Einsamkeit.

»Tiere helfen heilen«, das entdecken inzwischen sogar Krankenhäuser. Tiere helfen nach Schlaganfällen, Schädel-Hirn-

Verletzungen und auch Hirnhautentzündungen den Patienten, wieder auf die Beine zu kommen. Die Genesung mit kuscheligen Tieren ist erfolgreicher als das Training mit speziellen Computerprogrammen. Auch Hundehalter leben länger. Tiere bringen neue Lebensfreude, und jedes Tier gibt dem Menschen das Gefühl, gebraucht zu werden, man hat Verantwortung und man wird geliebt. Vor allem hat man einen Freund, der nicht nur in guten, sondern auch in schlechten Zeiten bedingungslos zu einem hält, dem ich alles erzählen kann, der immer geduldig zuhört und nie dumme Antworten gibt, und das ist ein so wunderbares Gefühl, dagegen ist Ferrari fahren nur ein Scheißdreck. Ich kann das sagen, weil ich beides kenne, schon in jungen Jahren fuhr ich Ferrari, Lamborghini und Mercedes SL, und nichts davon würde ich gegen meine Kätzchen eintauschen.

In den USA werden Tiere inzwischen sogar als Therapeuten eingesetzt, z. B. in Alten- und Pflegeheimen, wo in Deutschland Tiere noch weitgehend verboten sind. Ich sagte schon, die USA sind uns in allen Dingen ein paar Jahre voraus, doch langsam erkennt man auch in Deutschland, dass Katzen in Alten- und Pflegeheimen keine zusätzliche Belastung bedeuten, weder finanziell noch arbeitsmäßig, das Gegenteil ist der Fall. Katzen entlasten die Pflegekräfte, und Alten- bzw. Pflegeheime können sogar Kosten sparen. Wäre das nicht der Fall, würden die geschäftstüchtigen Amis das auch nicht tun. Die Pflege der Tiere, z. B. die Reinigung des Katzenklos, wird auch gern von den Angehörigen übernommen, aber auch ungelernte Hilfskräfte oder ehrenamtliche Helfer können diese Arbeit erledigen, wenn der Heimbewohner selbst nicht mehr dazu in der Lage ist. Auch Heimbewohner, denen es noch besser geht, helfen gern aus, wenn sie dafür das Kätzchen streicheln dürfen.

Was man mit Geld jedoch gar nicht bezahlen kann, ist die Freude und das Glück der Heimbewohner, man muss es selbst gesehen haben, wenn Menschen wieder lachen und sogar wieder laufen können, die vorher nur noch im Bett liegend vor sich hin vegetierten. Die Heimbewohner verlangen seltener nach Pflege und Betreuung, denn oftmals rufen sie aus Langeweile danach, das weiß jeder Mitarbeiter dieser Einrichtungen. Ich sage es deshalb noch mal, die Betreiber können nicht nur mehr Geld verdienen, sie ersparen sich auch sehr viel Ärger, wenn die Heiminsassen glücklich sind, und außerdem sind ihre Häuser besser belegt. Die Katze im Altenheim erfreut nicht nur das eigene Frauchen oder Herrchen, sondern auch viele andere Heiminsassen, wenn sie ihre Rundgänge auch durch Aufenthaltsräume oder fremde Zimmer macht. Selbst bei demenzkranken Patienten, die sonst keine Reaktion mehr zeigen, löst ein Hund oder eine Katze ein Lächeln oder sogar einen Ausruf der Freude aus. Eine Katze ist übrigens das sauberste Lebewesen, das ich kenne, sie muss nie gebadet werden und stinkt trotzdem nicht. Auch nach zehn Jahren stecke ich immer noch gern meine Nase in ihr Fell, obwohl sie nie gebadet wurden, und sie duften noch wie am ersten Tag. Menschen, die der Meinung sind, dass man auch Katzen baden muss, die stehen auch jeden Samstag mit ihrem blitzsauberen Auto in der Schlange vor der Autowaschanlage.

Wenn Katzenliebhaber einen Platz im Alten- oder Pflegeheim suchen, sollten sie fragen, ob Tiere erlaubt sind. Sie können sicher sein, dort gibt es auch keine Beschwerden über mangelhafte Pflege, denn man ist mit seinem Tier dauernd beschäftigt, man hat immer einen Ansprechpartner, und wie gesagt, ein Tier hört geduldig zu und gibt keine dummen und frechen Antworten. Vor allem ältere Menschen befreien sich von Misstrauen oder Desinteresse und sind wieder emotional ansprechbar. Fragen Sie bei der Auswahl des Heimes danach und klären Sie die Heimleitung über die Vorteile auf, und je öfter bei den Heimen danach gefragt wird, umso mehr wird man darüber nachdenken. Ich selbst will mich auch verstärkt dafür einsetzen.

Die positiven Erfahrungen werden sich auch in Deutschland herumsprechen, genauso wie in den USA. Dort gehören Katzen in vielen Altenheimen schon zum festen Inventar und werden sogar von der Heimleitung angeschafft, wenn keine Katzen von Bewohnern im Haus sind. Das Tierheim in meinem Wohnort macht jede Woche einen Besuch mit mehreren Tieren in einem Altenheim, und welche Freude dieser Nachmittag den Heimbewohnern macht, kann man mit Worten nicht beschreiben, das muss man erleben.

Aber auch im normalen Leben erfüllt ein Tier eine Fülle von Aufgaben und Pflichten und bringt nicht nur Lebensfreude, Glück und Gesundheit. Eine wichtige Aufgabe des Hundes ist u. a. für die Sicherheit in Haus oder Wohnung zu sorgen. Dazu sagt die Polizei, um sich vor Einbrechern zu schützen, gibt es keine bessere »Alarmanlage« als einen bellenden Hund. Kein Einbrecher steckt die Hand durch eine Tür oder durch ein Fenster, wenn dahinter ein Hund bellt. Vor allem hat der Hund den Einbrecher schon gehört, bevor der sich an Schlössern oder Fenstern zu schaffen macht, und man kann schon die Polizei anrufen. Doch wie gesagt, wenn Einbrecher einen Hund hören, versuchen sie ihr »Glück« lieber ein paar Häuser weiter.

Auch für Kinder sind Tiere von besonderer Bedeutung. Alle Kinder wünschen sich ein Tier, doch leider verweigern viele Eltern diesen Wunsch, weil sie Mehrarbeit befürchten, aber nicht die Vorteile kennen, die ein Tier bei der Erziehung von Kindern bewirkt. Kinder können mit Tieren spielen, sie können Zärtlichkeiten austauschen, haben einen geduldigen Zuhörer und übernehmen Verantwortung für das Tier, was lt. Kinderpsychologen mit keiner anderen Maßnahme auch nur annähernd so gut erreicht wird. Die Befürchtung, dass Kinder bald das Interesse am Tier verlieren und dass die Arbeit dann an den Eltern »hängen bleibt«, ist in 99 % der Fälle unbegründet, kein Kind verliert das Interesse an »seinem« Tier. Und sollte das Kind irgendwann das Interesse verlieren oder das Haus verlassen, dann lieben auch die Eltern das Tier und werden es nicht für Geld und gute Worte wieder hergeben. Auch im Lied »Mein kleiner Kater Nicki« singe ich in jeder Strophe: »Mein kleiner Kater Nicki, ich liebe ihn so sehr, und nicht für Geld und gute Worte geb´ ich ihn wieder her«, und das ist die reine Wahrheit.

Für die Entwicklung des Kindes können Eltern nichts Besseres tun, als den Wunsch nach einem Tier zu erfüllen, und sollte der Vermieter nicht mit der Haltung eine Tieres einverstanden sein, dann drohen Sie mit Kündigung der Wohnung, und es ist heute nicht leicht, einen neuen zuverlässigen Mieter zu finden, auch da spreche ich aus Erfahrung, die ich mit Mietern gemacht habe. Nehmen Sie notfalls auch die Mühen eines Umzugs für das Wohl Ihrer Kinder in Kauf, das sollten Ihnen Ihre Kinder eigentlich wert sein, und es wird Ihnen gedankt durch das Glück der Kinder. Außerdem haben Untersuchungen ergeben, Kinder mit Tieren sind weniger anfällig für die Gefahren der heutigen Jugend, weil sie mehr zu Hause bei ihrem Tier sind. Das Schlimmste für die Entwicklung von Kindern und Jugendlichen war schon immer »Herumhängen« und Kinder, die für ein Tier verantwortlich sind, hängen wenig oder gar nicht herum und gehen damit vielen Gefahren der Straße aus dem Weg. Kinder, die mit Tieren aufwachsen, werden in der Regel gute Kinder. Außerdem hat man festgestellt, dass Kinder mit Tieren ein stark vermindertes Allergierisiko haben. Ein Tier stärkt auch die Abwehrkräfte »seines« Menschen, und Kinder mit Tieren haben selten Allergien.

Sehr wichtig für die Zukunft der Kinder ist aber auch, Kinder mit Tieren sind viel zugänglicher für vegetarische Ernährung, und diese Kinder werden dann auch tatsächlich 102 Jahre alt und bleiben bis in dieses hohe Alter auch gesund.

Zum Schluss möchte ich noch einmal die wichtigsten Regeln für lange Gesundheit kurz zusammenfassen. Nach diesen Regeln lebe ich selbst, und ich bin überzeugt, denen verdanke ich mein fröhliches, glückliches, ausgeglichenes, gesundes und hoffentlich noch langes Leben.

Knoblauch und Rote Bete sind das Fundament
für lange und gute Gesundheit. Damit kann jeder sofort beginnen, auch wer noch jung und gesund ist. Man kann aber auch noch im hohen Alter beginnen und gute Erfolge erzielen.

Natürliche vegetarische Ernährung ist
die bessere, das haben Spitzensportler und Promis erkannt und nutzen es, und was gut ist, soll man nachmachen.

Nikotin und Alkohol. Ein Gläschen in Ehren
soll niemand verwehren, das tut auch der Gesundheit keinen Abbruch, aber jede Zigarette.

Mehr Bewegung. Ich selbst habe erst im hohen
Alter damit begonnen und möchte damit altersbedingter Mus-

kelschwäche entgegenwirken. Bewegung hält fit und fördert die Kondition, vor allem des wichtigsten Muskels in unserem Körper, und das ist unser Herz.

Holen Sie ein Tier in Ihr Leben.
Der italienische Dichter Francesco Petracara sagte schon im Mittelalter: »Man kann die Menschheit grob in zwei Gruppen einteilen, in Katzenliebhaber und in vom Leben benachteiligte.« Mein Spruch lautet: »Ein Kätzchen im Arm und die Welt ist in Ordnung.« Das Kätzchen kann auch ein Hündchen sein.

Nicht jeder kann sich täglich gesund ernähren. Nicht jeder will auf Fleisch verzichten, er sollte dann aber nur Fisch essen. Nicht jeder will auf Nikotin und Alkohol verzichten. Nicht jeder will täglich Sport treiben. Nicht jeder will ein Tier in sein Haus holen.

Doch jeder kann täglich vier Knoblauchkapseln schlucken und dazu ein Gläschen Rote-Bete-Saft trinken. Beginnen Sie damit noch heute, wenn Sie erst morgen beginnen, ist schon ein Tag verloren. Auch wenn Gesundheitspolitiker, Mediziner und Krankenversicherungen sich weiterhin der Vorsorge verschließen, dann nehmen Sie Ihre Gesundheit selbst in die Hand, und Sie wissen jetzt, was Sie dafür tun müssen.

Allen Katzenliebhabern möchte ich am Ende des Buches mit dem Text meines Katzen-Kultschlagers eine kleine Freude bereiten. Sollte Ihnen dieses Buch gefallen haben, dann würden Sie mir eine sehr große Freude bereiten, wenn Sie sich bei »Ihrem« Radiosender das Lied »Mein kleiner Kater Nicki« von Fritz Werner wünschen. Der Sender muss allerdings auch deutsche Schlager spielen.

»Mein kleiner Kater Nicki«

1.

Seit ein paar Jahren schon ist er mein allerbester Freund,
und der berühmte Zufall hat uns irgendwann vereint.
Er saß vor meiner Haustür, als ich spät nach Hause kam,
die leuchtend grünen Augen sahen mich ganz ängstlich an.
Er war noch winzig klein und er hatte kein Zuhaus,
völlig ausgehungert, das weiche Fell zerzaust.
Wir wurden sofort Freunde, Nicki hab ich ihn genannt,
doch hatt' ich keine Ahnung, was ich mir da angetan.

Refrain:
Die Hände zerkratzt und die Möbel ruiniert,
Tapeten und Gardinen mit Löchern verziert.
Die neuen Samtvorhänge seh'n schon aus wie Schweizer Käse,
doch weiß ich ganz genau, er meint das überhaupt nicht böse.
Mein kleiner Kater Nicki, ich liebe ihn so sehr,
und nicht für Geld und gute Worte geb' ich ihn wieder her.

2.

Er nervt mich manchmal stundenlang und wird dabei nicht
müde,
und passt ihm etwas gar nicht, schimpft er wie 'ne alte Ziege.
Sitz ich an dem Computer, sitzt er auf der Tastatur,
spiel ich auf dem Klavier, dann spielt er mit in Moll und
Dur.
Wo ich auch bin, was ich auch tu, der Nicki ist bei mir,
und komme ich nach Hause, wartet er schon an der Tür.
Lieg ich gemütlich in der Wanne, liegt er auf dem Rand,
und wenn wir beide schmusen, leckt er zärtlich meine Hand

Refrain Zeile 3 und 4:
Die Zeitung reißt er gern in Fetzen, räumt Regale aus,
die Spuren seiner scharfen Krallen sind im ganzen Haus.

3.

An manchen Tagen geht's mir schlecht und mich verlässt der
Mut,
dann nehm' ich Nicki in den Arm und schon geht's wieder
gut.
Dass heut mein Leben schöner ist, hat er allein gemacht,
er hat den Sonnenschein in meine graue Welt gebracht.
Ich dank ihm jeden Tag, dass er mir so viel Freude gibt,
und immer wieder zeigt er mir, dass er mich auch sehr liebt.
Ich bin nicht sicher, ob er jedem Katzenfreund gefällt,
doch Nicki ist für mich der schönste Kater auf der Welt.

Refrain Zeile 3 und 4:
Und ist es draußen kalt, dann sitzt er gern am warmen Ofen,
und jeden Tag sorgt er für immer neue Katerstrophen.

Mein erstes Album »Das bin ich – Fritz Werner« ist seit März
2010 im Handel. Darauf ist selbstverständlich auch »Mein
kleiner Kater Nicki«, aber auch zwei neue Titel für Katzenliebhaber, und davon heißt einer »Mein Wecker macht miau«,
diesen Wecker kennen viele Katzenfreunde. Ein anderer Titel
heißt »Am Samstag wird das Auto gepflegt«, und zwei Zeilen
in diesem Lied lauten: »Ich fahre gern und auch sehr gut, das
weiß ich ganz genau, nur wenn ich was getrunken hab, dann
fährt auch meine Frau«, Diese Meinung teile ich übrigens mit
40 Millionen deutschen Autofahrern.